Best of Pflege

Mit „Best of Pflege" zeichnet Springer die besten Masterarbeiten und Dissertationen aus dem Bereich Pflege aus. Inhalte aus den etablierten Bereichen der Pflegewissenschaft, Pflegepädagogik, Pflegemanagement oder aus neuen Studienfeldern wie Health Care oder Ambient Assisted Living finden hier eine geeignete Plattform. Die mit Bestnote ausgezeichneten Arbeiten wurden durch Gutachter empfohlen und behandeln aktuelle Themen rund um den Bereich Pflege.
Die Reihe wendet sich an Praktiker und Wissenschaftler gleichermaßen und soll insbesondere auch Nachwuchswissenschaftlern Orientierung geben.

Weitere Bände in der Reihe http://www.springer.com/series/13848

Raphael Schönborn

Demenzsensible psychosoziale Intervention

Interviewstudie mit Menschen mit demenziellen Beeinträchtigungen

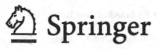

Raphael Schönborn
Wien, Österreich

Best of Pflege
ISBN 978-3-658-20867-7   ISBN 978-3-658-20868-4   (eBook)
https://doi.org/10.1007/978-3-658-20868-4

Die Deutsche Nationalbibliothek verzeichnet diese Publikation in der Deutschen National-
bibliografie; detaillierte bibliografische Daten sind im Internet über http://dnb.d-nb.de abrufbar.

Gedruckt auf säurefreiem und chlorfrei gebleichtem Papier

Springer ist ein Imprint der eingetragenen Gesellschaft Springer Fachmedien Wiesbaden GmbH
und ist Teil von Springer Nature
Die Anschrift der Gesellschaft ist: Abraham-Lincoln-Str. 46, 65189 Wiesbaden, Germany

Vorwort

Mein Dank gilt in erster Linie den Studienteilnehmerinnen und Studienteilnehmern, die mit ihren Erfahrungen aus ihrer Lebenswelt und ihrer mündigen Stimme für die Umsetzung dieser Masterarbeit ausschlaggebend waren. In verbundener Erinnerung danke ich einem verstorbenen Teilnehmer, den ich die letzten Jahre seines Weges im Rahmen der psychosozialen Betreuung begleiten durfte und der eindrucksvoll vorlebte, wie die positive Selbsterhaltung trotz fortgeschrittener dementieller Beeinträchtigung mit der passenden sozialen Umgebung möglich ist.

Besonders bedanken möchte ich mich bei Katharina Schönborn-Hotter für ihren Rückhalt, die vielen Gespräche und ihre konstruktiven Beiträge, die wesentlich zu dieser Masterarbeit beigetragen haben.

Raphael Schönborn

Inhaltsverzeichnis

Abkürzungsverzeichnis

ABGB	Allgemeines Bürgerliches Gesetzbuch
AD	Alzheimer Demenz
ADL	Aktivitäten des täglichen Lebens
BMG	Bundesministerium für Gesundheit
BPSD	Behavioral and Psychological Symptoms of Dementia
BMASK	Bundesministerium für Arbeit, Soziales und Konsumentenschutz
CRPD	Convention on the Rights of Person with Disabilities
DAlzG	Deutsche Alzheimer Gesellschaft
DGN	Deutsche Gesellschaft für Psychosomatik und Nervenheilkunde
DGPPN	Deutsche Gesellschaft für Psychiatrie und Psychotherapie
GÖG	Gesundheit Österreich GmbH
GT	Grounded Theory
MmB	Menschen mit Behinderungen
MmD	Menschen mit demenziellen Beeinträchtigungen
MMSE	Mini-Mental State Examination
ÖIHS	Österreichische Interdisziplinäre Hochaltrigenstudie
RMB-Ü	Übereinkommen über die Rechte von Menschen mit Behinderungen
SDWG	Scottish Dementia Working Group
SET	Selbsterhaltungstherapie
SHG	Selbsthilfegruppen
SOK-Modell	Selektive Optimierung mit Kompensation Modell
TN	Teilnehmerinnen und Teilnehmer
UN	United Nations
WHO	Weltgesundheitsorganisation

Tabellenverzeichnis

Verzeichnis der Grafiken

Abstract

The present study contributes to research of dementia and investigates in particular the subjective perspective and the social conditions of people with dementia impairments (PwD). The objective is to design needs-based knowledge for practical applications, which is suitable for evidence-based, psycho-social interventions.

The collection of data and the analysis have been conducted according to the principles of qualitative social research by the Grounded Theory Methodology (GTM) and according to a participatory research strategy. The perception and coping processes of PwD have been reconstructed on the basis of 5 participants in the context of 21 interviews for the needs of assessment.

Ability to self-prevention of PwD has turned out as the core of the theoretical model.

Subjectively perceived cognitive and social impairments are compensated by processes of adjustment and coping. A continuous positive self-image as an autonomous, capable and healthy person remains thus valid. For practical application it is recommended to encourage the ability to self-prevention as a resource. Deficit confrontation should be avoided; self-organization of the persons affected should be supported.

The results of the study contribute in particular to evidence-based qualification measures, as well as to a dementia sensitive research culture and to self-representation of PwD in public and academic discourse.

Kurzfassung

Im Kontext der Demenzforschung beschäftigt sich diese Studie mit der subjektiven Perspektive und den sozialen Bedingungen von Menschen mit dementiellen Beeinträchtigungen (MmD) mit dem Ziel, aufgrund der gewonnenen Erkenntnisse evidenzbasierte, bedarfsgerechte psychosoziale Interventionsformen zu generieren. Die Erhebung und Auswertung der Daten erfolgte nach den Grundsätzen der qualitativen Sozialforschung mit der Grounded-Theory-Methodologie (GTM) in einer partizipativen Forschungsstrategie. Die Wahrnehmungs- und Bewältigungsprozesse wurden anhand von 5 TeilnehmerInnen im Rahmen von 21 Interviews für die Bedarfserhebung rekonstruiert.

Als Kern des theoretischen Modells hat sich die „Fähigkeit zur Selbsterhaltung" von MmD herausgestellt. Die subjektiv wahrgenommenen, kognitiven und sozialen Beeinträchtigungen werden durch Anpassungs- und Bewältigungsprozesse kompensiert. Ein kontinuierlich positives Selbstbild als autonome, funktionsfähige und nicht erkrankte Person bleibt dadurch aufrecht. Für die praktische Anwendung empfiehlt sich daraus die „Fähigkeit zur Selbsterhaltung" als Ressource zu fördern, indem Defizitkonfrontationen vermieden und die Selbstorganisation der Betroffenen unterstützt werden.

Bedeutsam sind die Ergebnisse für evidenzbasierte Qualifizierungsmaßnahmen, als Beitrag zur „demenzsensiblen Forschungskultur" und zur Selbstvertretung von MmD im öffentlichen und wissenschaftlichen Diskurs.

Schlüsselbegriffe

Demenzforschung
Grounded Theory Methodologie
Subjektorientierung
Partizipation
Qualitative Sozialforschung

1. Einleitung

Selbstdefinitionen von Menschen mit dementiellen Beeinträchtigungen (MmD) wie z. B.

„Ich fühle mich gar nicht dement", gewähren Einblick in das subjektive Erleben von Betroffenen und lassen erahnen, dass sich diese mit dem medizinwissenschaftlichen Demenzmodell der Demenz als psychischer Störung (vgl. Kap. 1: WHO-Definition) nicht identifizieren können. Um dieser Diskrepanz entgegenzuwirken und den Rechten und Bedürfnissen von MmD nach Selbstbestimmung und Selbstvertretung gerecht zu werden, verfolgt diese Masterarbeit ein emanzipatorisches Erkenntnisinteresse (vgl. Koller 2006: 229), indem das Phänomen der dementiellen Beeinträchtigungen aus der Perspektive partizipierender Betroffener im Forschungsprozess rekonstruiert wird. Die Subjektorientierung bietet dabei Einblicke in die Wahrnehmungs- und Bewältigungsprozesse und in die Bedürfnisse von Menschen mit dementiellen Beeinträchtigungen (vgl. Stechl 2006, Sabat 2001). Ziel der Masterarbeit bilden die Erkenntnisse für einen demenzsensiblen und ressourcenorientierten Umgang mit der Thematik und einen daraus entwickelten Beitrag zur evidenzbasierten, bedarfsgerechten psychosozialen Intervention.

Hintergrund

In einer anfänglichen Betrachtung wird das Phänomen Demenz als eine große sozialpolitische[1] und sozialökonomische[2] Herausforderung (Kap. 3) sowohl der Gegenwart als auch der Zukunft dargestellt. Hierfür wird die Österreichische Demenzstrategie „Gut leben mit Demenz" (Juraszovich et al. 2015) auf der Basis des erhobenen Ist-Standes im Österreichischen Demenzbericht (Höfler et al. 2015) hinsichtlich ihrer Wirkungsziele und Handlungsempfehlungen für die Verbesserung der Lebenssituation von Menschen mit dementiellen Beeinträchtigungen diskutiert. In der Österreichischen Demenzstrategie wird eine demenzsensible und bedarfsgerechte Lebensgestaltung, die die Selbstbestimmung und Teilhabe der Betroffenen ermöglichen soll, angestrebt. Darüber hinaus sollen eine partizipative Demenzforschung und eine demenzsensible Forschungskultur zur Umsetzung der Strategie beitragen. Menschen mit dementiellen Beeinträchtigungen sollen dementsprechend in die Forschungspraxis miteinbezogen werden, damit diese mit ihren Erfahrungen aus ihrer

---

[1] MmD fallen in den Schutzbereich des Übereinkommens über die Rechte von Menschen mit Behinderungen (RMB-Ü), woraus sich menschenrechtliche Verpflichtungen zur Förderung der Inklusion und Teilhabe ergeben (vgl. Juraszovich et al. 2015: 8; Müller, Walter 2013: 84).

[2] Demenz ist der häufigste Grund für Pflegebedürftigkeit im Alter und für Alters- und Seniorenheimaufnahmen. Der Bedarf an Betreuungs- und Unterstützungsleistungen wächst. Immer weniger Jüngere stehen einer zunehmend älteren Bevölkerung gegenüber. In Österreich leben aktuellen Hochrechnungen zufolge 130.000 Personen mit irgendeiner Form der Demenz, diese Zahl soll sich bis ins Jahr 2050 verdoppeln (vgl. Höfler et al. 2015: 1).

Lebenswelt, ihrer Perspektive und ihren eigenen Wünschen und Bedürfnissen sichtbar werden können (vgl. Juraszovich et al.: 11).

Theoretischer Zugang

Daran anschließend wird das medizinwissenschaftliche Demenzmodell (Kap. 4), als Leitdisziplin im öffentlichen und wissenschaftlichen Diskurs in seiner defektzentrierten Ausrichtung unter Berücksichtigung der Anosognosieforschung einer kritischen Betrachtung unterzogen. Die daraus resultierende Stigmatisierung von MmD als sozialer Faktor wird sodann im Kapitel 5 „Soziale Perspektive" erörtert und die Übernahme eines sozial(-rechtlichen) Demenzmodells, welches Anleihen bei der Behindertenrechtsbewegung nimmt, als endstimatisierende Alternative vorgestellt. Als nächstes werden die Bezüge für die Theorieentwicklung im Rahmen des Forschungsprozesses im Kapitel 6 „Entwicklungswissenschaften" offengelegt, indem der Subjektbegriff, das selektive Optimieren mit Hilfe des Kompensationsmodells (SOK Modell), das Umweltanforderungs-Kompetenz-Modell und klassische Bewältigungsstrategien der Psychoanalyse und der Verhaltenstherapie beschrieben werden. Kapitel 7 fasst den internationalen Stand zur subjektorientierten Demenzforschung mit ihren Erkenntnissen zur Wahrnehmung und Bewältigung von dementiellen Beeinträchtigungen aus der Perspektive der Betroffenen zusammen. Das darauffolgende Kapitel 8 „Psychosoziale Interventionsformen" bietet einen Befund zu den unterschiedlichen Definitionen, kritisiert die medizinlastige Beurteilung von Evidenzkriterien und bemüht sich um einen Wissenstransfer der Erkenntnisse aus der subjektorientierten Demenzforschung für praktische Anwendungsformen.

Forschungsdesign

Im Methodenteil (Kap. 9) wird der Zugang zur qualitativen Sozialforschung, einschließlich der theoretischen Vertiefung zum sozialen Konstruktionismus und der verfolgten partizipativen Forschungsstrategie mit ihren ethischen Grundsätzen für die demenzsensible Forschungskultur des Studiendesigns dokumentiert. Die Erhebung und Auswertung der subjektiven Wahrnehmungs- und Bewältigungsprozesse und die individuellen Bedürfnisse wurden anhand von fünf Fällen mit beginnender und mittelschwerer dementieller Beeinträchtigung im Rahmen von 21 Interviews mit der von Barney Glaser und Anselm Strauss (1967) begründeten Grounded-Theory-Methodologie (GTM) durchgeführt. Das Forschungsinteresse besteht dabei darin, Erkenntnisse darüber zu gewinnen, wie MmD dementielle Beeinträchtigungen erleben und bewältigen. Welche Bedürfnisse äußern sie gegenüber ihrer sozialen Umgebung bezüglich Unterstützung? Welche Anforderungen lassen sich demgemäß für bedarfsgerechte psychosoziale Interventionsformen ableiten? Die Antworten auf diese Fragen

wurden gemeinsam mit den partizipierenden MmD erforscht: Die theoretische Sensibilisierung, das theoretische Sampling und die theoretische Sättigung wurden im partizipativen Austausch mit den Studienteilnehmerinnen und Studienteilnehmern (TN) unter Berücksichtigung der intersubjektiven Gütekriterien für die GTM entwickelt.

Ergebnisse

Zusammenfassend ließ sich erheben, dass die teilnehmenden MmD kein Krankheitsempfinden haben und die nicht vorhandene Krankheitseinsicht (Anosognosie) mehrheitlich auf psychodynamische Funktionen zum Selbstschutz vor Defizitkonfrontationen und Stigmatisierungserfahrungen zurückzuführen sind. Beeinträchtigungen werden von den Betroffenen intrapersonal als kognitive Leistungseinbußen aufgrund Vergesslichkeit, Kapazitätsabbau und Verlangsamung und interpersonal als Defizitkonfrontationen und Barrieren erlebt. Diese manifestieren sich zudem in einer empfundenen Unsicherheit auf der Befindlichkeitsebene. Bewältigt werden erlebte Einschränkungen dagegen in Kontinuität zur bisherigen Lebensspanne durch selektive Optimierungs- und Kompensationsprozesse (SOK-Modell). Dadurch bleiben in ihrem Selbstverständnis Autonomie, ein positives Selbstbild und eine stabile Befindlichkeit erhalten. Ihren Zustand definieren die befragten MmD als „Schwäche" und „Altersprozess", in Attribution zum „normalen Altern". Insofern richten sie an ihre soziale Umwelt die Forderung, Defizitkonfrontationen zu vermeiden, Beeinträchtigungen nicht überzubewerten, Selbstbestimmungs- und Autonomiebestreben zu unterstützen und ihnen mit Anerkennung und Toleranz zu begegnen. Die Fähigkeit zur Selbsterhaltung von MmD durch die individuellen Wahrnehmungs- und Bewältigungsprozesse hat sich im entwickelten theoretischen Modell als zweckgerichtete Ressource für bedarfsgerechte und demenzsensible psychosoziale Interventionsformen herausgestellt. Bedeutsam sind die Ergebnisse für evidenzbasierte Qualifizierungsmaßnahmen, als Beitrag zur demenzsensiblen Forschungskultur und zur Selbstvertretung von MmD im öffentlichen und wissenschaftlichen Diskurs.

2. WHO-Definition von Demenz

Die Weltgesundheitsorganisation (WHO) definiert Demenz[3] in der Publikation „Dementia: A Public Health Priority" (2012) und in der Internationalen Klassifikation psychischer Störungen (ICD-10) als Syndrom einer erworbenen, chronischen und progressiv verlaufenden Erkrankung der Hirnleistung, die zur Beeinträchtigung multipler höherer kortikaler Gehirnfunktionen führt. Beeinträchtigt sind der WHO zufolge die Gedächtnisleistung, die Denkfunktionen, die Orientierungsfähigkeit, die Fähigkeit zu kalkulieren, die Lernkapazität, die Urteilsfähigkeit, die Sprach- und Kommunikationsfähigkeit sowie die Fähigkeiten zur Lösung von Alltagsproblemen (vgl. Alzheimer's Disease International 2012: 7; Sepandj 2015: 4 f.).

Eine demenzielle Entwicklung führt der Definition zufolge zu keiner Bewusstseinstrübung. Als Begleiterscheinungen werden die Beeinträchtigungen der Emotionskontrolle, des Verhaltens im sozialen Umfeld und der Motivation genannt. Die verschiedenen Demenzformen werden nach den Ursachen in primäre degenerative[4] einerseits und sekundäre vaskuläre[5] andererseits eingeteilt. Als häufigste auftretende Form wird die (primär degenerative) Alzheimererkrankung mit 60-70 % der Fälle genannt. Darüber hinaus sind (sekundäre) vaskuläre Formen häufig sowie (als primäre Form) die Lewy-Körperchen-Demenz, wobei die Grenzen zwischen Subtypen undeutlich und Mischformen oftmals vorkommen. Hervorgehoben wird, dass eine Demenz sich auf jede Person, je nach Einfluss der Erkrankung und der prämorbiden Persönlichkeit, unterschiedlich auswirken kann. Eine Demenz wird in Verbindung mit den auftretenden Problemen von der WHO in Stadien (Früh-, Mittel- und Spätstadium) eingeteilt (vgl. Alzheimer's Disease International 2012: 7).

Die WHO-Definition wird als reduktionistisch und biologistisch hinsichtlich ihrer eindimensionalen Auffassung von Beeinträchtigungen, als Folge hirnorganischer Abbauprozesse kritisiert. Wie die verwendete Terminologie „Syndrom", „degenerativ", „chronisch", „progressiv" etc. ausweist, wird die WHO Definition vom medizinwissenschaftlichen Demenz-

---

[3] Der Wortstamm „De-mens" stammt aus dem Lateinischen und bedeutet „weg vom Geist", was einer negativen Konnotation entspricht (vgl. Müller 2014: 2).

[4] Der Begriff „Degeneration" geht auf die von B.-A. Morel (1809–1873) eingeführte Theorie zurück, nach der innerhalb von Familien oder Gesellschaften über Generationen hinweg eine zunehmende seelische Degeneration (Entartung) auftreten kann, die von gering ausgeprägten psychischen Auffälligkeiten bis hin zum Vollbild einer Demenz reicht (vgl. Pschyrembel Online23.11.2017). Historisch betrachtet ist dieser Begriff problematisch, da dieser als Ordnungssystem in der Degenerationslehre verwendet wurde und mit der dunkelsten Epoche der Medizingeschichte, der Euthanasie der NS-Zeit, im Zusammenhang steht (vgl. Bergmann: 1998).

[5] Eine ausführliche Beschreibung zu sekundären Demenzursachen findet sich im Österreichischen Demenzbericht (Sepandj 2015) bzw. als Beilage „Baustein.demenz" in der Zeitschrift „demenz – DAS MAGAZIN 2014/ 21 (Müller-Thomsen 2014).

modell (Kap. 4) abgeleitet. Psychosoziale Dimensionen, welche Beeinträchtigungen mitbestimmen, werden in der Definition der Weltgesundheitsorganisation nicht ausreichend berücksichtigt (vgl. McGettrick, Williamson 2015; Juraszovich et al. 2015; Schönborn 2012).

3. Sozialpolitik

Von der österreichischen Gesundheitspolitik wird die Demenzthematik als eine der größten Herausforderungen für unsere Gesellschaft proklamiert. Begründet wird dies mit der aktuellen Schätzung von 115.000 bis 130.000 Betroffenen in Österreich und mit dem kontinuierlichen Altersanstieg in der Bevölkerung, wodurch sich der Anteil der Betroffenen bis 2050 verdoppeln soll und der Betreuungs- und Pflegebedarf weiter steigen wird. Die politischen Bemühungen haben in den letzten Jahren dazu geführt, dass der Österreichische Demenzbericht 2014 (Höfler et al. 2015) im Auftrag des Bundesministeriums für Gesundheit und des Sozialministeriums veröffentlicht wurde. Dieser ExpertInnenbericht soll die aktuelle Versorgungssituation von MmD in qualitativer Hinsicht abbilden, epidemiologische Daten zur Häufigkeit der Demenz in Österreich liefern und die Basis für die erarbeitete Demenzstrategie „Gut leben mit Demenz" (Juraszovich et al. 2015) bereitstellen (vgl. Oberhauser 2015: VIII; Hundstorfer 2015: IX).

80 Prozent der MmD werden in ihrem privaten Umfeld vorwiegend von An- und Zugehörigen[6] betreut und gepflegt, demzufolge die Versorgung von Menschen mit Demenz als systemische Aufgabe zu begreifen ist. Als problematisch wird die starke Fragmentierung des österreichischen Gesundheits- und Sozialsystems diskutiert, weshalb integrierte Versorgungsansätze[8] für MmD gefordert werden. Damit der politische Grundsatz „ambulant vor stationär" (Schneider, Deufert 2015: 56) weiterverfolgt werden kann, müssen vermehrt regionale, multiprofessionelle, bedürfnis- und ressourcenorientierte[9] Versorgungsnetzwerke für MmD und deren An- und Zugehörige geschaffen werden. Nur so kann die Versorgung im niedergelassenen Bereich optimiert und der Verbleib im häuslichen Bereich effizient und bedarfsgerecht gestaltet werden (vgl. Höfler 2015: 112).

---

[6] In der Österreichischen Demenzstrategie (Juraszovich et al. 2015) wird die bislang übliche Begriffsdefinition „pflegende Angehörige", zu „betreuende und pflegende An- und Zugehörige" erweitert. Gemeint werden Freunde, Nachbarn und andere wichtige Bezugspersonen (vgl. ebd.: 8).

[8] Integrierte Versorgung ist ein Ansatz, der durch Kooperation und Informationsmanagement der unterschiedlichen Nahtstellen (FachärztInnen, An-/Zugehörige, Behörden, soziale Dienste etc.) den Informationsfluss und die Kontinuität der Versorgung verbessern soll. Z.B. „netzwerk aktiv – besser leben mit demenz" der Wiener Gebietskrankenkasse (vgl. Wiener Gebietskrankenkasse 2012).

[9] Laut Österreichischer Demenzstrategie sollen MmD wie auch An- und Zugehörige Unterstützung und Hilfe bedarfs- und ressourcenorientiert erhalten. Dafür sind die spezifischen individuellen Ressourcen und Potenziale und das jeweilige soziale Umfeld als wichtiger Faktor zu berücksichtigen. Damit die Unterstützung hinreichend auf die individuelle Situation der Menschen und deren Ressourcen und Bedürfnisse abgestimmt werden kann, benötigt es in der professionellen Versorgung multiprofessionelle Teams, die „alle notwendigen Berufsgruppen" (vgl. Juraszovich et al. 2015:8) umfassen – welche dies sind, bleibt dabei offen.

Ca. 15 bis 20 Prozent der MmD leben bereits in einer vollstationären Einrichtung, was dazu geführt hat, dass mittlerweile bis zu 65 Prozent der HeimbewohnerInnen demenzielle Veränderungen aufweisen. Dies hat zur Folge, dass der Leistungsaufwand bei gleichzeitig knapper werdenden Ressourcen pro BewohnerIn weiter ansteigt und eine bedarfsgerechte Betreuung und Pflege kaum noch erbracht werden kann (vgl. Schneider, Deufert 2015: 56).

Die Betroffenenperspektive findet im Demenzbericht Erwähnung, jedoch beschränkt sich diese vorwiegend auf die Lebenslage der betreuenden und pflegenden An- und Zugehörigen[10], welche ausführlich in der vom Sozialministerium 2005 in Auftrag gegebenen Publikation Situation pflegender Angehöriger (Pochobradsky et al. 2005) für Österreich erfasst wurde und im Rahmen dieser Masterarbeit nicht weiter ausgeführt wird. Menschen mit demenziellen Beeinträchtigungen werden mit ihren Wahrnehmungen, Bewältigungsstrategien und Bedürfnissen im Demenzbericht nicht explizit sichtbar gemacht und waren an der Ausarbeitung nicht beteiligt (vgl. Croy, Natlacen 2015: 128 f.).

3.1. Epidemiologie

In Österreich kann die Zahl der Demenzbetroffenen (Prävalenz) aufgrund der unvollständigen Datenquellen (Krankenhäuser, niedergelassene ÄrztInnen, Pflegeeinrichtungen) nur auf Basis repräsentativer Feldstudien berechnet werden. Die Prävalenz[11] und die Inzidenz[12] zeigen einen deutlichen altersbezogenen Anstieg ab einem Lebensalter von 60 Jahren an. In der Altersgruppe der 60- bis 65-Jährigen liegen die Prävalenz bei 1,0 Prozent und die jährliche Inzidenz bei 0,11 Prozent. Besonders deutlich ist der Alterszusammenhang (Prävalenzrate) bei der Alzheimer-Demenz als häufigste Form. Im Jahr 2000 waren in Europa 7,1 Millionen Menschen von einer demenziellen Beeinträchtigung betroffen und die Zahl soll sich bis zum Jahr 2050 auf etwa 16,9 Millionen mehr als verdoppeln. Im Jahr 2000 waren 4,7 Millionen Menschen von Alzheimer-Demenz in Europa betroffen und im Jahr 2050 sollen es bereits 11,7 Millionen sein (vgl. Wancata 2015: 15 ff.)

In Österreich waren im Jahr 2000 90.500 Personen von einer demenziellen Beeinträchtigung betroffen, wobei sich diese Zahl bis zum Jahr 2050 mehr als verdoppeln soll. Die Anzahl an

---

[10] Betreuende bzw. pflegende Angehörige von MmD sind nachweislich besonders belastet und haben ein erhöhtes Risiko, körperliche Beschwerden und psychische Beeinträchtigungen zu erleiden (vgl. Juraszovich et al. 2015, Boschert, Schönborn 2015, Bauernschmidt et al. 2014; Schönborn 2012; Pochobradsky et al. 2005).

[11] „Häufigkeit des Vorliegens eines Ereignisses (z.B. einer Erkrankung) in einer bestimmten Population innerhalb eines bestimmten Zeitraums; epidemiologisches Maß zur Charakterisierung eines Krankheitsgeschehens in einer bestimmten Population" (Pschyrembel Online 2016).

[12] „Anzahl der Neuerkrankungsfälle einer bestimmten Erkrankung innerhalb eines bestimmten Zeitraums […]; epidemiologisches Maß zur Charakterisierung eines Krankheitsgeschehens in einer bestimmten Population" (Pschyrembel Online 2016).

Alzheimer-Demenzen soll im gleichen Zeitraum von 59.500 auf 182.600 ansteigen. Ein weiterer Anstieg wird in Österreich für die Inzidenz von Demenzen von 23.600 im Jahr 2000 auf 65.500 im Jahr 2050 vorausgesagt. Der größte Teil der Betroffenen ist älter als 80 Jahre und zwei Drittel sind weiblich (vgl. Robausch, Grün 2015: 25 ff.).

Demgegenüber wird die erwerbsfähige Bevölkerung[13] von derzeit 5,5 Millionen Bevölkerungsvorausschätzungen zufolge bis zum Jahr 2050 deutlich abnehmen und nur noch 4,5 Millionen Einwohner betragen. Im Jahr 2000 kamen auf eine von dementiellen Beeinträchtigungen betroffene Person 60 Personen im erwerbsfähigen Alter. Mitte des 21. Jahrhunderts werden 17 erwerbsfähige Personen einem Menschen mit Demenz gegenüberstehen. Demenz ist nachweislich ein lebensverkürzender Faktor, jedoch wirken bessere Behandlungsmöglichkeiten von körperlichen und dementiellen Erkrankungen lebensverlängernd, was wiederum einen Anstieg dementieller Beeinträchtigungen zur Folge hat (vgl. Wancata 2015: 20 f.)

Auf der Basis von Routinedaten haben die österreichischen Sozialversicherungen die Lage der Versorgung von Menschen mit psychischen Problemen erhoben und Prävalenzdaten für MmD ausgewertet. Durch dieses Datenmaterial ist es möglich, spezifische Fragestellungen zur Versorgung von Menschen mit Demenz zu beantworten. Martin Robausch und Sabrina Grün (2015) zufolge wird die Demenzprävalenz unter Berücksichtigung dieser Rohdaten unterschätzt, da Personen, die von einer Demenz betroffen sind, aber keine Leistungen in Anspruch nehmen, nicht abgebildet werden (vgl.: 22). Problematisiert wird, dass es keine standardisierte Diagnosedokumentation im niedergelassenen ärztlichen Bereich gibt, die zur Erfassung der Versorgung von MmD im ambulanten Bereich wesentlich wäre. Um die Lebenslage von MmD zukünftig besser erfassen zu können, müsste die Epidemiologie (Primärdaten) und das Leistungsgeschehen (Sekundärdaten) einigermaßen vollständig abgebildet werden, was derzeit wegen der unzureichenden Erhebung und Standardisierung der Daten nur Stückwerk[14] ist. Insbesondere die Abbildung der psychosozialen Interventionsformen (Betreuung, Logopädie, Psychotherapie, Gedächtnistraining etc.) ist derzeit nicht gegeben (vgl. ebd.: 23).

Dass Demenz vorwiegend eine Erscheinung des hohen Alters ist, wurde durch die Österreichische Interdisziplinäre Hochaltrigenstudie (ÖIHS) 2015 bestätigt. Demnach würden fast

---

[13] Derzeit 15- bis 65-Jährige (vgl. Wancata 2015: 20).
[14] Für das Jahr 2013 wurden 64.307 MmD aus den Abrechnungsdaten (Antidementiva-Verschreibung, stationäre Aufenthalte mit Demenzdiagnose, Arbeitsunfähigkeit auf Grund einer Demenzerkrankung) der Sozialversicherungen erfasst (vgl. Robausch, Grün 2015: 27). Aktuell finden sich unterschiedliche Schätzungen zur Anzahl der MmD in Österreich (Demenzbericht 2015 130.000 Personen bzw. Demenzstrategie 2015 100.000 Personen). Demnach wird die Hälfte bzw. ein Drittel der MmD derzeit nicht erfasst (vgl. Höfer et al. 2015; Juraszovich et al. 2015).

die Hälfte aller im Rahmen der Studie durchgeführten Tests einen Demenzverdacht begründen (vgl. Österreichische Plattform für Interdisziplinäre Alternsfragen 2015: 16).

3.2. Sozialökonomie

Die Kosten von Demenzen wurden für das Jahr 2009 in einer ländervergleichenden Studie (Wimo et al. 2010) für Österreich auf 2,9 Mrd. Euro geschätzt, was 25.600 Euro pro MmD pro Jahr entspricht. Für Personen im häuslichen Betreuungsbereich belaufen sich die Kosten mindestens auf 10.000 bis 11.000 Euro pro Jahr und für Personen im stationären Bereich auf mindestens 25.000 bis 43.000 Euro pro Jahr. Ein markanter Kostenanstieg zeichnet sich ab, da sich die Kosten in Europa zwischen 2005 und 2009 um 28,4 Prozent erhöht haben (vgl. Turkeschitz, Schneider 2015: 142 f.). Um die gesellschaftlichen Kosten zu beeinflussen, wird auf präventive Maßnahmen und auf eine frühzeitige Diagnosestellung gesetzt, wodurch die Kostenentwicklung gedämpft werden soll. Die Kostenentwicklung ist davon abhängig, inwieweit Versorgungssysteme ausgestaltet und die betroffenen Personen (MmD, An-/Zugehörige) erreicht werden können. Deshalb sind ressourcenorientierte, integrative und nachhaltige Interventionen seitens der Krankenkassen dringend zu fördern, um die Lebensqualität von Betroffenen und An-/Zugehörigen zu verbessern und die Sozialkassen durch eine Verzögerung von Heimeinweisungen zu entlasten (vgl. Romero 2012: 3).

Ein entscheidender Faktor stellt die informelle Betreuung und Pflege durch An- und Zugehörige dar. Deren Kostenanteil hat in Österreich Schätzungen (Wimo et al. 2010) zufolge 2009 rund 1,6 Mrd. Euro bzw. 54 Prozent der Gesamtkosten ausgemacht. „Dies zeigt den hohen ökonomischen Stellenwert, der oft ,unsichtbaren' informellen Betreuung Demenzkranker", so Turkeschitz, Schneider (2015: 144).

Bemängelt wird, dass über die Verteilung der Demenzkosten (Bevölkerungsgruppen, Dienstleistungsbereiche, öffentliche/private Kosten) nur vereinzelte Befunde vorliegen, sodass weitere Untersuchungen zur Verteilung und Verteilungswirkung erforderlich sind. Für Schlussfolgerungen sei es jedoch nicht ausreichend, nur die Kosten der Demenz zu berücksichtigen (vgl. Turkeschitz, Schneider 2015: 143 f.). „Um die Effizienz der Versorgung zu bewertet, müssen die Kosten mit jenen Größen in Verbindung gebracht werden, die den Effekt der eingesetzten Gelder widerspiegeln." (Ebd.: 145). Wesentlich sei daher die Wirkung von Interventionen zu messen, um Kosten-Effektivitäts-Relationen erstellen zu können. Entscheidungsfindungen für Behandlungsmaßnahmen könnten dadurch auf eine solide Basis gestellt werden. Evidenz zur Kosteneffektivität von Maßnahmen im Demenzbereich besteht derzeit jedoch erst für pharmakologische Therapien, denn sie fehlt noch weitreichend für andere Interventionsformen (vgl. ebd.: S. 144 f.). Die Herausforderung besteht also darin, die Vorteile psychosozialer Intervention messbar zu machen, um Verantwortlichen die Möglichkeit zu kontrollierten Entscheidung zu geben, welche Interventionen effektiv und finanzierbar sind (vgl. Moniz-Cook, Manthorpe: 27 f.). Die Perspektive auf die verursachten Kosten der Demenz entfaltet allerdings eine stigmatisierende Wirkung, wenn die kognitive Leistungsfähigkeit (Wissensgesellschaft) über alles gestellt wird und MmD als nicht mehr von „ökonomischen Nutzen" und nur noch als gesellschaftliche Belastung betrachtet und dargestellt werden (vgl. Stechl 2006: 61).

3.3. Sozialrecht

In rechtlicher Hinsicht beschränkt sich der Demenzbericht auf die Grundlagen der Vorsorgevollmacht (§§ 284f-h ABGB), der Patientenverfügung, der Sachwalterschaft (§ 279 Abs 1 ABGB) und des Pflegegeldgesetzes. Dafür wird auf das Selbstbestimmungsrecht der/des Einzelne/n verwiesen, nach dem jeder Mensch selbst entscheiden kann, „ob er alle seine Angelegenheiten selbst erledigen möchte oder ob er in gewissen Angelegenheiten vertreten werden will und von wem" (Lamplmayr, Nachtschatt 2015: 164). Tatsächlich führt eine Demenzerkrankung im Verlauf häufig dazu, dass bestimmte Angelegenheiten nicht mehr selbst erledigt werden können, „ohne dabei Gefahr zu laufen, benachteiligt zu werden" (ebd.). Deshalb sieht die Rechtsordnung verschiedene Vertretungsmöglichkeiten vor. Im Rahmen der rechtlichen Vertretung legen die Gesetze fest, „dass die Wünsche der/des Vertretenen (im Sinne der Selbstbestimmung) tunlichst zu wahren sind" (ebd.). Betroffenen wird empfohlen, für eine autonome Versorgung die Errichtung einer Patientenverfügung in Verbindung mit einer Vorsorgevollmacht möglichst früh vorzunehmen (vgl. ebd.: 177).

3.3.1. Informed Consent

Nicht angeführt im Demenzbericht wird die medizinethische Regel zur Selbstbestimmung (Informed Consent), demnach PatientInnen über medizinische Eingriffe aufzuklären und dazu deren Einwilligung einzuholen ist. Für einen gültigen Informed Consent ist erforderlich, dass die/der Patient/in die für ihre/seine Entscheidung notwendigen Informationen erhält (Informationsvermittlung), diese versteht (Informationsverständnis), ohne Zwang entscheiden kann (freie Entscheidung) und schließlich aufgrund ihrer/seiner psychischen Fähigkeiten zu einer eigenständigen Entscheidung bemächtigt ist (Selbstbestimmungsfähigkeit/Einwilligungsfähigkeit). Als gegeben gilt ein Informed Cosent, wenn alle vier Bereiche erfüllt sind (vgl. Klie et al. 2014: 6). Empirische Befunde weisen darauf hin, dass von der medizinischen Diagnose allein nicht auf das Vorliegen einer Einwilligungsunfähigkeit geschlossen werden kann. Vielmehr kommt es darauf an, „ob der aktuelle psychopathologische Zustand des Patienten in der Einwilligungssituation die Einwilligungsfähigkeit für die konkret anstehende Entscheidung" (ebd.: 7) beeinträchtigt.

Menschen mit dementiellen Beeinträchtigungen leiden neben der Demenz durchschnittlich
an 4 bis 6 weiteren Grunderkrankungen, weshalb sie folglich auf medizinische Maßnahmen[16] angewiesen sind. Die soziale Umwelt muss aufgrund der beeinträchtigten Anpas-
sungsfähigkeit von MmD dafür Sorge tragen, dass sich die Kommunikation an den Bedürfnissen der jeweiligen Betroffenen ausrichtet. Demenz muss daher auch aus der subjektiven
Perspektive der Betroffenen verstanden werden, um die betroffenen Personen im Rahmen
therapeutischer Intervention adressieren zu können. Der Person-Umwelt-Austausch-Pro-
zess ist anerkannt und führt belegbar zu einer besseren Lebensqualität der Betroffenen. Dass
ein gültiger Informed-Consent-Prozess zustande kommt, ist demgemäß nicht nur abhängig
von den Fähigkeiten der MmD, Informationen zu empfangen, sie ist genauso bedingt durch
die Kompetenz des medizinischen und therapeutischen Personals Informationen passend zu
vermitteln. Informationen sind so zu senden, dass MmD diese aufnehmen, verstehen und
selbstbestimmte Behandlungsentscheidungen treffen können. Hierfür haben sich der Einbezug von An-/Zugehörigen und u.a. die Zuhilfenahme von räumlichen und technischen Mit-
teln bewährt (vgl. ebd.).

3.3.2. Diskurs Behinderung

Im Demenzbericht nicht angeführt und politisch kaum zur Kenntnis genommen bzw. systematisch vernachlässigt wurde bisher, dass Menschen mit dementiellen Beeinträchtigungen[17]
in den Schutzbereich des Übereinkommens über die Rechte von Menschen mit Behinderungen[18] (RMB-Ü) fallen, woraus sich menschenrechtliche Verpflichtungen ergeben. Nach Artikel 1 Satz 2 RMB-Ü zählen zu den Menschen mit Behinderungen (MmB) „Menschen, die
langfristige körperliche seelische, geistige oder Sinnesbeeinträchtigungen haben, welche sie
in Wechselwirkung mit verschiedenen Barrieren an der vollen, wirksamen und gleichberechtigten Teilhabe an der Gesellschaft hindern können." (Müller, Walter 2013: 85). Damit
optiert das Übereinkommen gegen einen rein medizinisch-defektzentrierten und für einen
sozial-integrativen Ansatz (vgl. McGettrick, Williamson 2015: 1). Im Unterschied zum medizinischen Verständnis von Behinderung entwickelt sich der sozial ausgerichtete Behin-
dertenbegriff ständig weiter, indem die Widersprüchlichkeit zwischen den Fähigkeiten einer
Person und den Funktionen, die ihm in der Gesellschaft abverlangt, identifiziert werden.

---

[16] Medizinische Maßnahme, welche in die physische Unversehrtheit eingreifen, erfüllen in straf- als auch
zivilrechtlicher Hinsicht den objektiven Tatbestand der Körperverletzung. Gerechtfertigt sind diese, wenn
eine gültige Einverständniserklärung dazu erteilt wurde (vgl. Haberstroh, Oswald 2014: 16).
[17] Menschen mit Demenzerkrankungen sind durch die Elemente Langfristigkeit (zumindest sechs Monate)
und soziale Benachteiligung (Teilhabe an der Gesellschaft) als Menschen mit Behinderung gekennzeichnet
(vgl. Müller, Walter 2013: 86).
[18] Das RMB-Ü wurde am 26.09.2008 von Österreich ratifiziert (vgl. ebd.: 84).

Die Grundprinzipien des RMB-Ü fordern für alle MmB den vollen und gleichberechtigten Genuss aller Menschenrechte und Grundfreiheiten, die Nichtdiskriminierung, die volle und wirksame Teilhabe an der Gesellschaft, das Autonomierecht und die Akzeptanz, als Teil der menschlichen Vielfalt wahrgenommen zu werden. Das Recht auf Teilhabe an der Gemeinschaft wird eingefordert, welches durch Interventionen zur Verhinderung von Isolation (isolation) und Absonderung (segregation[19]) verwirklicht werden soll. Um ein Leben in der Gemeinschaft zu garantieren, sind gemeindenahe Unterstützungsdienste und persönliche Assistenz zu etablieren und auszubauen (vgl. Müller, Walter 2013: 84 ff.).

Hinsichtlich der starken Zunahmen von Menschen mit dementiellen Beeinträchtigungen in Alten- und Pflegeheimen ist ein Umdenken zu alternativen integrativen Wohnformen[20] notwendig. Müller und Walter (2013) kritisieren an segregativen Wohn- und Betreuungsformen, dass die Frage nach der Vereinbarkeit mit dem in Art 3 lit c und Art 19 lit b RMB-Ü verankerten Inklusionsgrundsatz in diesem Zusammenhang in der Praxis weder hinterfragt noch diskutiert werde: „Isolation und Abgrenzung von Menschen mit Demenz scheint oft unreflektiert damit gerechtfertigt zu werden, dass die Strategie schlicht ‚funktioniere' und ohnehin das Beste für die Betroffenen sei, also mit pragmatischen und paternalisierenden Argumenten." (Ebd.: 87).

Dabei bestehe der Schlüssel nicht in der Auflösung des Widerspruches zwischen segregativen Praktiken und „Inklusionsimperativ" (ebd.), da das Übereinkommen eine Mehrzahl von Zielen verfolge. Das Autonomiebestreben sei im RMB-Ü gleich wichtig wie das Inklusionsanliegen. Nirgends sei die Rede von Zwang bzw. Pflicht zur Inklusion, sondern lediglich von einem Recht, so Müller und Walter. Im Mittelpunkt stehe deshalb die selbstbestimmte Entscheidung, die bereits als eine bewährte Praktik aus der Behindertenhilfe bekannt sei. Damit selbstbestimmte Entscheidungen gewährleistet werden können, müsste Müller und Walter zufolge den weitverbreiteten, paternalistischen Handlungsschemata in der Versorgung von MmD entgegengewirkt werden, indem verbindliche Qualitätsstandards geschaffen werden (vgl. ebd.). Auf Grundlage des RMB-Ü ist die medizinisch-defektzentrierte Definition der Demenz abzulehnen. Mit der sozialrechtlichen Definition von Behinderung und einem sozialen Demenzmodell (Kap. 6.2) werden somit nicht die betroffenen Individuen,

---

[19] Dies widerspricht der üblichen Praxis von „segregativen" Ansätzen in der stationären Altenhilfe, wie speziellen Stationen für MmD in Kliniken, Alten- und Pflegeheimen, „Demenzdörfern", Tageszentren etc. (vgl. ebd.: 85).

[20] Im deutschen Sprachraum ist hierfür das sog. Hausgemeinschaften-Modell mit dessen Prinzipien der Dezentralisierung, der kontinuierlichen Präsenz einer festen Bezugsperson und Normalisierung zu nennen (Klaes, Schüler 2004).

sondern die Barrieren problematisiert, die die Voraussetzungen für eine volle gesellschaftliche Selbstbestimmung und Teilhabe beeinträchtigen.

3.4. Öffentliche Wahrnehmung

„Die Demenz ist die Pest-Erkrankung des 21. Jahrhunderts" (Viciano 2013), bemerkte der britische Premierminister David Cameron 2013 vor dem G-8-Demenzgipfel in London. Ungewollt lieferte er dadurch eindrucksvoll einen weiteren Beitrag zur stigmatisierenden[21] Darstellung von Menschen mit demenziellen Beeinträchtigungen in der Öffentlichkeit und in der Politik.

In der breiten öffentlichen Wahrnehmung herrscht noch immer ein Bild von Menschen mit Demenz vor, welches diese als alt, unmündig, unzurechnungsfähig und betreuungsbedürftig darstellt. Leider ist zu wenigen bewusst, dass dieses Bild, wenn überhaupt, nur dem weit fortgeschrittenen Verlauf einer Demenz entspricht (vgl. Kolland, Hörl 2015; Wiest, Stechl 2008). Die Medien präsentieren jedoch meist Demenzstereotypen aus dem fortgeschrittenen Stadien, wodurch es schwerfällt, das Bild der Öffentlichkeit zu revidieren und die Angst vor Stigmatisierung abzubauen. Beispielsweise werden in Filmen häufig Menschen mit Demenz in Pflegeheimen oder aus der Perspektive der betreuenden und pflegenden An-/Zugehörigen[22] wiedergegeben. Wiest und Stechl (2008) sind sich einig, dass eine Revision weg vom Pflegefall Demenzkranker hin zu einem vollständigen Bild des Verlaufs sich dagegen positiv auf die Bereitschaft zur Frühdiagnostik auswirken würde (vgl. ebd.: 10).

Ein differenzierteres Verständnis im öffentlichen Bewusstsein kann durch den Wissenstransfer von Erkenntnissen aus der subjektorientierten partizipativen Demenzforschung im frühen Verlauf für die mediale Darstellung generiert werden. Als positiv[23] kann präsentiert werden, welche Fähigkeiten Betroffene bei der Bewältigung ihrer Probleme anwenden und wie es ihnen gelingt, trotz dementieller Beeinträchtigung so gut wie möglich weiterzuleben

---

[21] Cameron hatte offensichtlich die sprachliche Härte seines Statements nicht bedacht, da ja im Mittelalter den gesunden Menschen empfohlen worden war, nicht die Häuser pestkranker Mitmenschen zu betreten (vgl. Viciano 2013).

[22] Z.B. präsentiert der mehrfach ausgezeichnete Film von Herbert Link „So weit ich kann. Pflegende Angehörige und ihr weg" (2014) die Sicht von betreuenden und pflegenden An-/Zugehörigen. Die Unterstützung von MmD wird hier als große Belastung dargestellt und Betroffene werden nur im fortgeschritten Verlauf gezeigt. Dieser Beitrag ist förderlich für die Interessen der informell Führsorgenden, jedoch nicht für die Repräsentation der Demenz in der öffentlichen Wahrnehmung (vgl. Bundesministerium für Bildung und Frauen 2014).

[23] Positiv kann hierfür der kürzlich veröffentlichte Artikel in der Zeitschrift GEOkompakt „Wege ins Ungewisse" erwähnt werden, der die Darstellung der Sicht von acht betroffenen Menschen mit deren Selbstäußerungen wiedergibt (vgl. Amon 2015: 108–125) bzw. die Aktivierungskampagne „Konfetti im Kopf" (vgl. Konfetti im Kopf 2015).

(vgl. Sowarka 2008: 6). Elisabeth Stechl (2006) fordert deshalb, dass die soziale Repräsentation[24] der Demenz im Frühstadium als Teil des normalen Alterns auf soziokultureller Ebene präsent gemacht wird (vgl. ebd.: 61).

3.5. Demenzstrategie „Gut leben mit Demenz"

Die vom Bundesministerium für Gesundheit und Sozialministerium in Auftrag gegebene Österreichische Demenzstrategie[25] wurde 2015 veröffentlicht und „soll einen Rahmen von partizipativ und konsensuell erarbeiteten Wirkungszielen bilden, deren Erreichen die Lebenssituation von Menschen mit Demenz verbessert" (Juraszovich et al. 2015: 1). Zudem soll sich die Anerkennung und Wertschätzung für die Arbeit der An- und Zugehörigen und deren Lebenssituation verbessern. Dafür wurden Wirkungsziele und Handlungsempfehlungen formuliert, die dem Bericht zufolge auch gemeinsam mit Betroffenen entwickelt wurden (vgl. ebd.).

Ein grundlegender Unterschied zum Demenzbericht besteht im Verständnis und in der Begriffsdefinition der Demenz. Indem sich die Demenzstrategie auf die UN-Behindertenrechtskonvention bezieht, wird auf die „Wechselwirkung zwischen Menschen mit Beeinträchtigungen und einstellungs- und umweltbedingten Barrieren" (ebd.: 8) verwiesen, die „Menschen an der vollen, wirksamen und gleichberechtigten Teilhabe an der Gesellschaft hindern" (ebd.). Deshalb ist der Abbau solcher Barrieren Ziel der Demenzstrategie, Demenz wird hier als Zustand definiert, der sowohl gesundheitliche als auch soziale Beeinträchtigungen mit sich bringt und mehr als nur eine Erkrankung/medizinische Diagnose ist. Demzufolge wird im Bericht von Menschen mit demenziellen Beeinträchtigungen (MmD) und nicht von Demenzkranken gesprochen (vgl. ebd.). Insgesamt umfasst die Demenzstrategie 7 Wirkungsziele:

- „Teilhabe und Selbstbestimmung der Betroffenen sicherstellen"
- „Information breit und zielgruppenspezifisch ausbauen"
- „Wissen und Kompetenz stärken"
- „Rahmenbedingungen einheitlich gestalten"
- „Demenzgerechte Versorgungsangebote sicherstellen und gestalten"
- „Betroffenenzentrierte Koordination und Kooperation ausbauen"
- „Qualitätssicherung und -verbesserung durch Forschung" (ebd.: 7).

---

[24] Klaus Mollenhauer (1983) unterscheidet zwischen Präsentation, womit die Übertragung von überlieferten bzw. vorgelebten Lebensformen gemeint ist und Repräsentation, um ein Anlernen auf Vorrat für die Zukunft zu bewirken und gesellschaftliche Verhältnisse zu verändern (vgl. ebd.: 18).
[25] Österreich folgt somit dem internationalen Trend, nationale Demenstrategien zu etablieren (vgl. Kirchen-Peters, Hielscher 2013: 18-24).

Nicht transparent ausgeführt wurde, inwieweit und durch welche Maßnahmen der Partizipationsgedanke durch den Einbezug von MmD bei der Entwicklung der Strategie Einzug genommen hat. Es wird jedoch an mehreren Stellen gefordert, dass Menschen mit demenziellen Beeinträchtigungen mit der Artikulation ihrer eigenen Wünsche und Bedürfnisse sichtbar zu machen sind und sich dies in einer partizipativen Forschungspraxis niederschlagen soll (vgl. ebd.: 11). Eine partizipative Wissenschaft habe methodisch gemeinsam mit Betroffenen zu arbeiten, welche frühzeitig in den Forschungsprozess mit den Erfahrungen aus ihrer Lebenswelt, Perspektiven und ihren Bedürfnissen einzubinden seien, um gesellschaftliche Problemlagen bewältigen zu können (vgl. ebd.: 35). Für eine demenzsensible Forschungskultur[26] benötige es spezielle Richtlinien für Forschungseinrichtungen, wofür forschungsethische[27] Praktiken berücksichtigt werden müssten (vgl. ebd.: 15).

Der Früherkennung und zeitgerechten Diagnose für präventive und therapeutische Maßnahmen wird eine hohe Priorität zugeschrieben. Sie sollen durch Öffentlichkeitsarbeit mit Awareness-Programmen zielgruppenspezifisch mit positiven Bildern, die Lebensqualität transportieren und stärken sollen, forciert werden (vgl. ebd.: 16 f.). Im öffentlichen Diskurs sei ein Wertewandel in Gang zu setzen, der zur Entstigmatisierung und Enttabuisierung führen soll (vgl. ebd.: 18). Weiterhin soll ein Code of Good Practice für die Medienberichterstattung entwickelt werden, um einen positiven Effekt auf die Berichterstattung ausüben zu können (vgl. ebd.: 20 f.). Wissen und Kompetenz zur Demenzsensibilisierung sollen durch Fort- und Weiterbildungen vermittelt werden (vgl. ebd.: 22 f.). Auf diese Weise solle eine bedarfsgerechte, integrierte Versorgung einheitlich für Österreich mit noch zu entwickelnden Qualitätsstandards für Betreuung und Pflege bereitgestellt werden (vgl. ebd.: 25 f.).

Derzeit werde für die Umsetzung an der „Einrichtung einer Plattform Demenzstrategie" (ebd.: 35) gearbeitet, die das abgestimmte Vorgehen und das Umsetzen der Rahmenbedingungen und Empfehlungen ermöglichen solle. Ob und wie MmD an dieser Plattform partizipieren können wird freilich offengelassen. Dementsprechend unausgegoren wirken Schlagwörter wie „demenzsensibel" (ebd.: 13) und „demenzgerecht" (ebd.: 10), da eine Begriffsdefinition nicht angeführt wird und das Ausmaß der Partizipation von MmD zur Selbstdefinition der Begrifflichkeiten und Inhalte nicht nachvollzogen werden kann. Nicht erwähnt wird die Finanzierung, Finalisierung und Sanktionierung, sollten Ziele nicht erfüllt werden (vgl. ebd.: 35 f.). Insgesamt kann jedoch von einer neuen Kultur im Verständnis der Demenz durch die Demenzstrategie im Gegensatz zur medizinisch-defektzentrierten Definition gesprochen werden. Es bleibt allerdings abzuwarten, inwieweit die psychosozialen,

---

[26] Der Bericht von Denise Tanner (2012) „Co-research with older people with dementia: Experience and reflection" beschreibt einen partizipativen Prozess der Co-Forschung mit MmD.
[27] Florian Bödecker (2015) diskutiert im Artikel „Wie forschen mit Menschen mit Demenz?" forschungsethische Aspekte.

integrativen Wirkungsziele und Handlungsmaßnahmen verfolgt werden und wann diese von den Betroffenen rechtlich eingefordert werden können.

4. Medizinwissenschaftliches Demenzmodell

Der Österreichische Demenzbericht, der einen Ist-Zustand repräsentieren soll (vgl. Schneider, Bengough 2015: 1), wird angeführt von einer medizinwissenschaftlichen Demenzdefinition, die der bereits erwähnten WHO-Definition entspricht:

> „Die Demenz ist ein Syndrom als Folge einer chronisch fortschreitenden Erkrankung des Gehirns. Im Verlauf einer Demenzerkrankung kommt es zur Beeinträchtigung vieler höherer kortikaler Funktionen wie Gedächtnis, Denken, Orientierung, Auffassung, Rechnen, Lernfähigkeit, Sprache und Urteilsvermögen (kognitive Symptome)." (Sepandj 2015: 4).

Demenzen werden somit im medizinwissenschaftlichen Modell nach der Internationalen Klassifikation psychischer Störungen (ICD-10/F0) der WHO klassifiziert und nach bestimmten Diagnosekriterien unterschiedlichen Demenzformen, -ursachen, -verlauf und -symptomen zugeordnet. Auch hier wird auf den hohen Altersbezug verwiesen und dass sich das Risiko, an einer Demenz zu erkranken, mit dem Lebensalter steigert (vgl. ebd.).

4.1. Alzheimer-Demenz

Die häufigste Demenzform ist die Alzheimer-Demenz[28] (AD). Die Alzheimer'sche Erkrankung wird als eine degenerative Erkrankung des Gehirns mit unbekannter Ätiologie beschrieben, deren Beginn lange vor dem Auftreten erster Demenz-Symptome angenommen wird. Erst beim Auftreten von Symptomen werde von einer Demenz gesprochen. Der Beginn einer AD wird als für gewöhnlich kaum merklich beschrieben, welche über mehrere Jahre langsam fortschreite. Das episodische Gedächtnis (Kurzzeitgedächtnis) ist dem Bericht zufolge meistens als erstes betroffen (vgl. Sepandj 2015: 4). Im Verlauf der Erkrankung wir von auftretenden Störungen der Kognition, der Alltagsfertigkeiten, des Erlebens und des Verhaltens gesprochen. Anfängliche Anzeichen seien die Störung der Merkfähigkeit (Kurzzeitgedächtnis) und eine Störung der zeitlichen Orientierung. Durch das Fortschreiten der Demenz wird diese in Schweregrade je nach Beeinträchtigungen eingeteilt (vgl. DGPPN, DGN 2016: 14 f.; Sepandj 2015: 6).

Für die Beschreibung des Verlaufs der Demenz wird auf die Retrogene Theorie (Reisberg et al. 2002) verwiesen, demnach die Entwicklung des funktionellen Niveaus vom Erwachsenen zurück zum Säugling durchschritten werde. Die Symptomatik sei zudem abhängig von der jeweiligen Lebensgeschichte und äußeren Einflussfaktoren (vgl. Sepandj 2015: 7).

---

[28] Diese Masterarbeit beschränkt sich in der medizinwissenschaftlichen Darstellung der Demenzformen auf eine knappe Beschreibung der AD. Ausführliche Darstellungen zur AD und anderen Demenzformen finden sich in der S3-Leitlinie „Demenz" der Deutschen Gesellschaft für Psychiatrie und Psychotherapie (DGPPN) und Psychosomatik und Nervenheilkunde (DGN) 2016; Höfler et al. 2015; Müller-Thomsen 2014; Dal-Bianco, Schmidt 2008).

Je nach Erkrankungsform und Entstehung werden die unterschiedlichen Demenzformen in *primäre*, durch direkte Schädigungen des Hirngewebes, und *sekundäre*, als Folge anderer organischer Erkrankungen (Sauerstoffmangel, Mangelerscheinungen), unterteilt. Wodurch die AD ausgelöst wird – z. B. Eiweiß-Ablagerungen sog. Beta-Amyloid-Plaques –, ist nicht vollständig geklärt. Für die Entstehung wird zwischen vermeidbaren und nicht vermeidbaren *Risikofaktoren* wie erhöhtes Lebensalter oder die genetische Prädisposition unterschieden. Die Prävention zielt sodann auf die Reduktion der vermeidbaren Risikofaktoren ab. Daniela Pertl (2015) zufolge liegen zwischen einem Drittel und der Hälfte aller AD-Fälle vermeidbare Risikofaktoren zu Grunde. Durch die Reduktion der Risikofaktoren – wie Diabetes mellitus, Hypertonie, Übergewicht, mangelnde körperliche Aktivität, Depression, Rauchen sowie niedriger Bildungsstand – könnte die Prävalenz beträchtlich gesenkt werden (vgl.: 9). Maßnahmen zur Primärprävention werden in der deutschen S3-Leitlinie „Demenz" (DGPPN, DGN 2016: 107) ausführlich beschrieben.

4.2. Diagnoseerstellung

Die Diagnoseerstellung wird im Demenzbericht als grundlegend für die Therapie und Betreuung angesehen. Nur dadurch sei eine genaue Aufklärung über die Ätiologie, die Symptomatik, die Prognose, die Therapie und Präventivmaßnahmen möglich (vgl. Sepandj 2015: 32).

Der Früherkennung von Demenzerkrankungen wird in Österreich und weltweit eine hohe Priorität eingeräumt (vgl. DGPPN, DGN 2016: 27; Sepandj 2015: 34; Moniz-Cook, Manthorpe 2010: 18). Frühe Anzeichen würden jedoch von Betroffenen, Angehörigen und Professionellen häufig nicht erkannt und bagatellisiert werden (vgl. Sepandj 2015: 34). Der Pessimismus gegenüber rehabilitativen Maßnahmen sei auf professioneller Seite besonders drastisch, da diese Verheimlichung und Ignorierung früher Symptome begünstigen würden, was zur verzögerten Diagnoseerstellung führe (vgl. Sepandj 2015: 34; Moinz-Cook, Manthorpe 2010: 21). Im Idealfall sei eine Diagnosestellung von FachärztInnen für Psychiatrie und/oder Neurologie und ÄrztInnen mit einer Spezifizierung für Geriatrie vorzunehmen, da nur diese über die notwenigen Voraussetzungen verfügen würden (vgl. Sepandj 2015: 32). Wancata (2015) zufolge weisen Erhebungen aus Österreich und den Nachbarländern darauf hin, dass MmD größtenteils nur allgemeinmedizinische Versorgung in Anspruch nehmen und kaum psychiatrische bzw. neurologische Behandlungen beziehen (vgl. ebd.: 80).

Die Demenzerkrankung wird im medizinwissenschaftlichen Demenzmodell nach drei Schweregraden unterteilt, für deren Einschätzung neben der klinischen Symptomatik (Anamnese, psychiatrische und neurologische Untersuchung, Labor, Elektrokardiogramm,

Magnetresonanztomographie) auch der erreichte Wert in der Mini-Mental-State-Examination[30] (MMSE) herangezogen wird. Sepandj (2015) führt die MMSE als weltweit meist verwendetes Verfahren der klinischen Demenzdiagnostik an, welches mittels 30 Fragen „zeitliche und örtliche Orientierung, Merkfähigkeit, Aufmerksamkeit, Konzentration, Benennen, Sprachverständnis und Visiokonstruktion" (ebd.: 20) überprüfe. Bei diesem Test kann höchstens eine Zahl von 30 Punkten erreicht werden. Unkorrekt beantwortet Fragen führen zum Punkteverlust, wodurch die Demenz in drei Schweregrade unterteilt wird: leicht (21 bis 26 Punkte), mittelschwer (12 bis 20 Punkte) und schwer (0 bis 11 Punkte) (vgl. DGPPN, DGN 2016: 3; Sepandj 2015: 6 f.).

Cornelia Au (2008) bemängelt, dass viele der an einer Demenz erkrankten Personen gar nicht oder nur unvollständig über ihre Erkrankung aufgeklärt werden (vgl. ebd.: 12). Als Gründe werden Ängste der ÄrztInnenschaft über die Wirkung – z.B. Suizid – der Diagnosemitteilung auf die Betroffenen genannt, sowie die Unsicherheit der Diagnose an sich. Zudem würden 83 % der Angehörigen die Ärztinnen und Ärzte dazu auffordern, die Diagnose zum Schutz der Betroffenen zu verheimlichen. Deshalb würden bis zu 75 % der PatientInnen nicht über die Behandlung und Prognose der Erkrankung aufgeklärt werden, obwohl 92% der Betroffenen im Anfangsstadium der Demenz sich eine vollständige Aufklärung wünschen würden (vgl. Haberstroh, Oswald 2014: 19). Menschenrechtlich ist die Zurückhaltung bzw. unzureichende Aufklärung, Information und Beratung der Betroffenen unhaltbar, da nur dadurch die Autonomie hinsichtlich einer weiteren Lebensführung, Zukunftsplanung und der Inanspruchnahme von Unterstützungsmöglichkeiten gewährleistet sein kann (vgl. Sepandj 2015: 35; Au 2008: 12).

Die Diagnose Demenz zu erhalten, ist nur der Beginn. Gerade hier besteht somit die Gefahr einer Betreuungslücke, wenn Menschen mit der Diagnose alleine gelassen werden und im Frühstadium der Demenz wenig Unterstützung erhalten (vgl. Moniz-Cook, Manthorpe 2010: 18).

4.3. Medikamentöse Therapie

Die AD gilt bis heute als unheilbar, da es keine kausalen Behandlungsmethoden gibt (vgl. DGPPN, DGN 2016: 25). Das Ziel aller therapeutischen Interventionen besteht deshalb darin, Symptome zu lindern und die Lebensqualität der Betroffenen zu verbessern. Von einer Primärprävention durch pharmakologische Maßnahmen kann wohl noch lange nicht die Rede sein. Das Ziel der Sekundärprävention ist die Verzögerung des Verlaufs, denn durch immer frühere Diagnosemöglichkeiten und neue medikamentöse Therapien verlängert sich

---

[30] Ausführlicher wird die MMSE beschrieben bei DGPPN, DGN 2016: 33 bzw. Sepandj 2015: 6 f..

die Zeitdauer, in der wichtige Kompetenzen von Betroffenen erhalten werden können (vgl. Sowarka 2008: 2). Die Aufnahme in ein Pflegeheim kann nachweislich durch geeignete pharmakologische und psychosoziale Interventionen nachhaltig verzögert werden (vgl. Gutzmann 2008: 16). Pharmakologisch-therapeutische Maßnahmen seien im Gegensatz zu nicht-pharmakologisch[31], therapeutischen Maßnahmen durch kontrollierte Studienverfahren relativ gut evaluiert (vgl. Sepandj 2015: 35). Ein Viertel der PatientInnen würde erwiesenermaßen von der Behandlung profitieren. Das aktuelle Hauptproblem bei der Therapie bestehe jedoch darin, dass nur maximal 20 % der Betroffen, für die eine Indikation zur Behandlung bestehe, sie überhaupt erhalten würde und darüber hinaus generell viel zu spät mit der Behandlung begonnen werde (vgl. Gutzmann 2008: 16). Unterschieden wird zwischen der medikamentösen Behandlung[32] von kognitiven Symptomen mittels Antidementiva[33] und nicht kognitiven Symptomen, welche in der Fachliteratur als Behavioral and Psychological Symptoms of Dementia (BPSD) zusammengefasst werden und symptomatisch pharmakologisch therapiert werden können. Allerdings sei die pharmakologische Behandlung von BPSD nur dann indiziert, wenn andere nicht-pharmakologische, therapeutische Maßnahmen nicht zum Ziel führen würden (vgl. DGPPN, DGN 2016: 68; Sepandj 2015: 37).

Hinweise auf vermeintlich innovative Demenztherapien, die immer häufiger in den Medien propagiert werden, würden signalisieren, dass die Demenzproblematik zunehmend öffentliche Aufmerksamkeit gewinnt. Die Wissenschaft habe die Verantwortung, keine voreiligen Hoffnungen zu wecken, „wo kritische Ergebnissichtung die angemessenere Reaktion darstellen sollte" (Gutzmann 2008: 18).

4.4. Kritik

Daniel George und Peter J. Whitehouse (2014) kritisieren die medizinwissenschaftliche Hypothese für die Entstehung der Alzheimer-Demenz, welche auf Eiweiß-Ablagerungen, sog. Beta-Amyloid-Plaques im Gehirn, zurückgeführt wird und auch als Grundlage für die Behandlung angeführt wird. Aufgrund der Heterogenität der AD, welche auf pathologisch-genetische (es gebe Hunderte von Genen, die bei der Alterung des Gehirns von Bedeutung seien) und klinische (der klinische Verlauf variiere stark) Faktoren rückzuführen sei, wäre es angemessener von Alzheimer-Demenzen im Plural zu sprechen. Dieser Umstand mache

[31] Im Gegensatz zu Österreichischen Demenzbericht vermeidet die deutsche S3-Leitlinie „Demenz" den negativ formulierten Begriff *nichtmedikamentöse Therapie* und verwendet stattdessen den Begriff *psychosoziale Intervention* (vgl. DGPPN, DGN 2016).
[32] Für eine ausführliche Beschreibung der pharmakologischen Behandlung bei Demenz siehe: DGPPN, DGN 2016: 67 f.; Sepandj 2015: 35-39).
[33] Die Wirkungsweise der handelsüblichen Antidementiva zielen auf Beeinträchtigungen im Transmitterhaushalt ab, konzentrieren sich also auf Störungen, die relativ spät auftreten und behandeln nicht die Schädigung der Gehirnstruktur. Die Strukturschädigung geht der klinischen Auffälligkeit bis zu mehr als zwanzig Jahre voraus (vgl. Gutzmann 2008: 16).

den Anspruch, Alzheimer zu behandeln, geschweige denn heilen zu wollen, wesentlich komplizierter, denn dafür müssten für die verschiedenen altersbezogenen Prozesse Behandlungs- und Heilverfahren gefunden werden (vgl. George, Whitehouse 2014: 27). George und Whitehouse (2014) stellen daher die Frage: „Wenn es stimmt, dass Alzheimer eng mit dem Alter(n) zusammenhängt, streben wir dann nicht an, die Alterung des Gehirns zu heilen, wenn wir den Zustand Alzheimer heilen wollen?" (Ebd.).

Die Stagnation der pharmakologischen Behandlungserfolge bei der AD führe aber nicht dazu, die gängige Hypothese von den Eiweißablagerungen im Gehirn zu verwerfen, die nicht die einzige Ursache sei, da diese auch bei Gesunden[35] vorkomme. Stattdessen gehe man davon aus, dass die Behandlung zu spät einsetze, weshalb der Früherkennung und -behandlung mit den gleichen Präparaten nun weltweit eine hohe Bedeutung zugeschrieben werde (vgl. ebd.).

George und Whitehouse (2014) kritisieren die „amyloidzentrierte" und „biomedizinische" (ebd.: 28) Dominanz in der Demenzforschung, welche mit hunderten von Millionen Dollar alternative Ansätze zur Forschung und Entwicklung verdrängen würden. Sozialwissenschaftliche Forschungsstrategien, die zur Verbesserung des Umganges mit Alzheimer führen könnten, würden dadurch geschwächt. Als verheerend betrachten sie das Festhalten an dem Paradigma, dass es sich bei Alzheimer um eine Erkrankung handle, die zum Verlust des Selbst führe und eine vollkommene Genesung benötige. Diese Programmatik habe zu einem „kulturellen Klima der Angst" (ebd.) und Stigmatisierung geführt. Als förderlich beurteilen George und Whitehouse den Kulturwandel der sich im deutschen Pendant zum ICD, dem *Diagnostic Statistical Manual* (DSM-V) vollzogen hat, indem dort anstelle von Demenz nun der Begriff schwere neurokognitive Störung Einzug gefunden hat (vgl. ebd.: 29; Maier, Barniko 2014). Dies sei als Abkehr vom Krankheitsbegriff zu werten, da der Akzent auf Störung die Pathologisierung von Gedächtnisbeeinträchtigungen abmildere. George und Whitehouse (2014) postulieren, das Phänomen AD als Gehirnalterung und Teil der Entwicklung zu verstehen (vgl. ebd.: 29).

Von Sowarka (2008) wird zudem kirtisiert, dass durch das vorherrschende biomedizinische Krankheitsmodell der Demenz mit Schwerpunkten auf die Ätiologie und Pathologie die Erkenntnisse über die Bedeutung der Betroffenenperspektive nicht berücksichtigt werden (vgl. ebd.: 2).

---

[35] Gutzmann (2008) bestätigt diesen Befund und verweist darauf, dass histopathologische Auffälligkeiten, wie sie typischerweise bei Demenzerkrankungen zu beobachten sind, auch bei gesunden alten Menschen vorkommen (vgl.: 17).

4.5. Anosognosieforschung

Unter Anosognosie wird die Fähigkeit eines/er Patienten/in bezeichnet, die Entstehung und das Ausmaß seiner/ihrer gesundheitlichen Verfassung zu erkennen und zu verstehen. Der Begriff wird jedoch überwiegend für die Beschreibung von fehlender Krankheitseinsicht bei neurologischen bzw. neuropsychologischen Defiziten (Neglect[37], Aphasie[38]) gebraucht. Im Kontext psychischer Erkrankung sind die Begriffe Krankheitseinsicht und Non-Compliance[39] üblich. Stechl (2006) zufolge werde häufig unhinterfragt die Ansicht vertreten, dass Personen mit bestehender Anosognosie der Meinung seien, keine Defizite zu haben (vgl. ebd.: 36). Stechl kritisiert diese deterministische Annahme und fordert folgende Abklärung zu treffen:

> „Egal ob es sich um eine internistische, neurologische oder psychiatrische Erkrankung handelt, stellt sich die Frage, ob die Betroffenen die erwünschte Krankheitseinsicht nicht vorweisen bzw. erlangen können oder nicht vorweisen bzw. erlangen wollen." (Ebd.).

Von Fall zu Fall müsse abgeklärt werden, ob eine Anosognosie nicht auf psychodynamische bzw. motivationale Faktoren rückzuführen sei, d.h. ob nicht eine Bewältigungsstrategie im Sinne der Verdrängung bzw. des Verleugnens von Defiziten bestehe (engl. *denial of illness* oder *defensive denial),* bevor von einer neurobiologischen Ursache ausgegangen werden könne (vgl. Leicht 2011: 9). Bei Zuständen wie einem Schlaganfall mit Neglect oder postoperativem Delir[40] sei die Ursache für die fehlende Krankheitseinsicht mit hoher Wahrscheinlichkeit neurogen. Im Fall einer Demenz v. a. im frühen Verlauf deterministisch auf eine neurobiologisch verursachte Anosognosie zu schließen, ist nach Stechl (2006) ein „fundamentaler Attributionsfehler" (ebd: 36). Anosognosie dürfe nicht als Alles- oder Nichtskonzept missverstanden werden, da das Ausmaß zwischen neurologischer Beeinträchtigung und expliziter Verleugnung variiere (vgl. ebd.).

Medizinwissenschaftliche Studienergebnisse gehen von einer Prävalenz der Anosognosie bei AD von bis zu 80 % aus (vgl. Stechl 2006: 37; Kessler, Supprian 2003: 1). Die Mehrheit der Befunde deute darauf hin, dass Anosognosie im Krankheitsverlauf zunehme und sich der Einsichtsmangel auf alle Symptome der Erkrankung (Gedächtnisdefizite sowie Probleme bei Aktivitäten des täglichen Lebens, sog. ADL's) beziehen könne (vgl. Leicht 2011: 11 f.). Kritisiert wird, dass es kein zuverlässiges Beurteilungskriterium zur Messung von

---

[37] „Bezeichnung für eine oft halbseitige Vernachlässigung des eigenen Körpers oder der Umgebung bezüglich einer oder mehrerer Modalitäten (motorischer, visueller, sensibler, supramodaler Neglect)." (Pschyrembel Online 2016).

[38] „Zentrale Sprachstörung nach (weitgehend) abgeschlossener Sprachentwicklung." (Ebd.).

[39] Nichtbefolgen medizinischer Empfehlungen oder mangelhafte Durchführung empfohlener Therapie. (Ebd.)

[40] „Akute organisch bedingte Psychose mit qualitativer Bewusstseinsstörung in Form von Bewusstseinstrübung, Aufmerksamkeits-, Orientierungs- und Wahrnehmungsstörungen sowie affektiven und vegetativen Symptomen." (Ebd.).

Anosognosie gebe, weshalb auch bei neurologischen Krankheiten eine hinreichende Abklärung noch immer nicht möglich sei (vgl. Leicht 2011: 12; Stechl 2006: 37). Es sei extrem schwierig zw. einer kognitiv bedingten Anosognosie und einem psychologisch bedingten Verleugnungsmechanismus zu differenzieren (vgl. Stechl 2006: 175 f.). Fälschlicherweise werde die Anosognosie bei AD als direktes Symptom der Krankheit betrachtet. Durch den deterministischen Kurzschluss würden psychosoziale Aspekte wie Krankheitswahrnehmung und -bewältigung unzureichend berücksichtigt, was eine Medikalisierung[41] der Demenz zur Folge habe. In diesem Zusammenhang könne man von der Pathologisierung der Demenz sprechen, welche im Rahmen des kognitiven Paradigmas – dem hohen Stellenwert kognitiver Leistungsfähigkeit in unserer modernen Gesellschaft – zu einer Entpersonalisierung und Stigmatisierung von MmD führe (vgl. ebd.: 42).

---

[41] „Mit dem Begriff [...] wird Kritik an einer Monopolisierung von Gesundheitsfragen durch Institutionen der Medizin geübt" und die „Pathologisierung von Befindlichkeitsstörungen mit unnötiger Verordnung von Arzneimitteln" (Pschyrembel Online 2016) kritisiert.

5. Soziale Perspektive

Menschen mit dementiellen Beeinträchtigungen sind in unserer Gesellschaft mit dem doppelten Stigma alt und dement behaftet, gelten als krank und werden entmündigt und dehumanisiert (vgl. Kolland, Hörl 2015: 137; Moniz-Cook, Manthorpe 2010: 18).

5.1. Stigmatisierung

Stigma ist ein sozialer Faktor, der von Goffmann (1963) beschrieben, in drei Formen der Stigmatisierung unterteilt wurde, die alle auf die Demenz anwendbar sind:

- Unterscheidungen in Bezug auf den menschlichen Körper und die Erscheinung durch die *Generalisierung* der Betroffenen auf das letzte Stadium der Demenz,
- der soziale Status wird durch persönliche Fehler bzw. kognitive Beeinträchtigungen negativ beeinflusst und führt zur *Altersdiskriminierung*,
- die negative öffentliche Wahrnehmung und soziale Ausgrenzung (Exklusion) führt zur *Gruppenstigmatisierung* (vgl. Moniz-Cook, Manthorpe 2010: 19 f.).

Der stigmatisierende, öffentliche und wissenschaftliche Diskurs und das stark defizitorientierte Krankheitsbild wirken sich, wie angedeutet, nachteilig in Bezug auf (Früh-)Erkennung, Behandlung und psychosoziale Interventionen von dementiellen Beeinträchtigungen aus. Betroffene würden aus Angst vor Stigmatisierung und einschränkenden Maßnahmen wie z. B. den Führerschein-Entzug medizinische Abklärung, Diagnosestellung und frühzeitige Behandlungs- und Interventionsmöglichkeiten vermeiden (vgl. Kolland, Hörl 2015: 137; Moniz-Cook, Manthorpe 2010: 18). Demenz werde primär als medizinisches bzw. neurologisch-neuropathologisches Problem begriffen und habe dadurch eine negative, angstauslösende Bedeutung: „Sie wird als eine heimtückische Krankheit gesehen, als Feind der Menschheit." (Kolland, Hörl 2015: 138). Demgegenüber würden psychosoziale Konzepte zeigen, wie stark Demenz davon abhänge, wie das Umfeld[42] beschaffen sei. Kolland und Hörl (2015) sind der Auffassung, dass die Demenz ihren Schrecken verlieren kann, wenn sie nicht primär als medizinisches Phänomen betrachtet wird. Hier stelle sich auch die Frage nach der Gerechtigkeit hinsichtlich der Zuteilung von Gütern in der Betreuung und Pflege, die beim Pflegegeld hautsächlich an die Verrichtungen körperlicher Aktivität ausgerichtet sei (vgl. ebd.).

---

[42] Aggression bzw. physische und psychische Gewalt im ambulanten und stationären Umfeld sind häufig und beginnen bei der Brechung des Widerstands, um z. B. Arbeiten schneller auszuführen. Beobachtet werden Vernachlässigung, verbaler Missbrauch, Verlust der Anteilnahme, Zwang und freiheitsbeschränkende Maßnahmen etc. (vgl. Kolland, Hörl 2015: 139 ff.; Frühwald et al. 2010).

5.2. Sozial(-rechtliches) Demenzmodell

Die Mental Health Foundation veröffentlichte 2015 den Bericht Dementia rights and the social model of disability, bei dessen Entwicklung MmD dem Bericht zufolge mit ihrer Stimme und ihrer Perspektive maßgeblich beteiligt waren. Demenz wird im Rahmen des sozial(-rechtlichen) Modells als disability bzw. Beeinträchtigung im Sinne der United Nations (UN) Convention on the Rights of Persons with Disabilities (CRPD) 2006 deklariert, welche Betroffene per Gesetz vor allen Arten der Diskriminierung schützt (vgl. United Nations 2016; McGettrick, Williamson 2015: 6). Das soziale Demenzmodell entspringt der Behindertenrechtsbewegung, eine global etablierte Vereinigung, die mit der Unterstützung von Nicht-Beinträchtigen und Professionellen gegen die gesellschaftliche Exklusion von Menschen mit Behinderungen (MmB) kämpft. Die Bewegung hat damit begonnen, dass sich MmB mit ihren Erfahrungen und Selbstbeschreibungen gegen die Fremdbestimmung des medizinischen Behindertenmodells widersetzt haben. Im Gegensatz zum medizinischen Modell, welches sich auf die Defizite der Individuen konzentriert, definiert sich das soziale Modell durch die Beschreibung der Barrieren im Umfeld, die eine gesellschaftliche Partizipation der Betroffenen verhindern. „The medical model maintains oppression, exclusion and passive dependency of the person." (McGettrick, Williamson 2015: 14). Im medizinischen Modell sind es die Personen mit ihren Beeinträchtigungen, die das Problem darstellen und denen die Verantwortung für die Behinderung zugeschrieben wird (vgl. ebd.).

Demgegenüber argumentieren VertreterInnen des sozialen Modells, dass die Behinderungen betroffener Personen aus einem breiten Spektrum von sozialen, wirtschaftlichen, einstellungs- und haltungsbezogenen, physischen, baulichen und umweltbedingten Faktoren resultieren (vgl. ebd.: 13). Im Kern des sozialen Modells von Behinderung steht die menschenrechtliche Perspektive. Das sozial(-rechtliche) Modell sei McGettrick und Williamson (2015) zufolge auch für MmD nützlich, selbst wenn diese nicht notwendigerweise ihren Zustand als Behinderung bzw. Beeinträchtigung definieren würden (vgl. ebd.: 16). Disability bzw. Beeinträchtigung würde im Rahmen des sozialen Modells kein negatives, abwertendes Label darstellem. Der Fokus richte sich nicht auf die Defizite einer Person, sondern auf den sozialen Kontext der Personen mit ihren Ressourcen (vgl. ebd.: 8). Tabelle 1 illustriert in einer Gegenüberstellung die Auswirkungen des sozialen vs. des medizinischen Modells für Menschen mit dementiellen Beeinträchtigungen:

Tabelle 1: Medizinisches Modell versus soziales Modell aus der Perspektive von MmD (vgl. McGettrick, Williamson 2015: 17)

Medizinisches Modell	Soziales Modell
Das Problem ist im Individuum enthalten; Demenz ist gleichbedeutend mit Defiziten – eine Therapie ist notwendig.	Soziale, einstellungs- und haltungsbezogene und bauliche Barrieren behindern die individuelle Partizipation.
MmD sind nicht in Entscheidungen involviert: Entscheidungen werden für sie getroffen.	MmD stehen im Zentrum der Entscheidungsprozesse (und werden dabei unterstützt bzw. assistiert).
MmD haben keine Verantwortung, keine Kontrolle und sind entmachtet.	MmD tragen Verantwortung, haben Kontrolle und sind zur Selbstdefinition ermächtigt bzw. empowered (erleichtert durch angemessene Unterstützung).
MmD sind Fürsorgefälle, benötigen Zuwendung; sind Opfer und Objekte.	MmD haben Menschenrechte, verdienen Würde und Respekt und sind aktive Subjekte.
MmD sind passiv und abhängig.	MmD sind aktive Bürgerinnen und Bürger.

Das sozial(-rechtliche) Modell der Beeinträchtigung könne den Demenzdiskurs in eine neue Richtung bringen und damit einen Paradigmenwechsel einleiten. Dafür sei eine Rekonstruktion, wie über Demenz gesprochen werde und wer über Demenz spricht, erforderlich. Nicht länger sollen andere fremdbestimmend über Demenz sprechen, wenn Betroffene über sich selbstbestimmend sprechen können. Nicht länger sollen Betroffene durch die Zuschreibung der Diagnose Demenz einer sozialen Gruppe zugeordnet werden, deren Charakter sich durch Marginalisierung, Isolation und Unterdrückung kennzeichnet (vgl. ebd.: 20).

Ein kraftvolles Instrument für Veränderung sei dafür eine kollektive Stimme, wie die Scottish Dementia Working Group (SDWG) sie darstelle. Zudem würden authentische Selbstäußerungen aus der Lebenswelt der Betroffenen nicht überhört werden können (vgl. Scottish Dementia Working Group 2016; McGettrick, Williamson 2015: 22). Der Slogan: „Nothing about us, without us.[48]" (Trotzdemenz 2015) stammt aus der Behindertenrechtsbewegung und wurde für die Agenten der Demenz übernommen, um Selbstbestimmung, Wahlrecht, Entscheidungsfähigkeit und Kontrolle über das eigene Leben zu stärken. Aktivismus für Demenz benötige Zeit und die Unterstützung aller Stakeholder, wobei die Priorität auf Bewusstseinsbildung bestehe: „It seems to be that the history of human rights is really a

---

[48] Der Verein TROTZDEMENZ, dessen Mitbegründerin, Helga Rohra selbst Betroffene und Vorsitzende der European Working Group of People with Dementia ist, hat den Slogan für MmD übernommen und übersetzt diesen als „Redet mit uns, nicht über uns." (Trotzdemenz 2015).

history of gradually admitting all of humanity, group by group, into its fold." (Quinn 2013 zit. n. McGettrick, Williamson 2015: 30). Dieser Befund zeigt, dass es noch ein langer und harter Weg sein wird, bis MmD zu ihren Rechten kommen, denn ihre Selbstäußerungen werden noch immer kaum gehört und sie bleiben ausgeschlossen (vgl. Tanner 2012: 296).

6. Entwicklungswissenschaften

Eine einheitliche Theorie des Alterns lässt sich weder im biologischen noch im psychologisch-soziallwissenschaftlichen Bereich feststellen. Das Defizitmodell, nach dem der geistige und körperliche Leistungshöhepunkt mit 30 Jahren erreicht sei und danach nachlasse, wurde weitgehend widerlegt. Der Alterungsprozess wird als wesentlich plastischer angenommen, wobei sich verschiedene Fähigkeiten bis ins hohe Alter trainieren und entwickeln lassen. Zu nennen ist hier die Kontinuitätstheorie von Robert Atchley (1999), die besagt, dass Menschen am zufriedensten sind, wenn der bisherige Lebensstil (kognitive Strukturen, Umweltstrukturen) beibehalten werden kann. Diskontinuität ist gleichbedeutend mit schwerwiegenden Veränderungen (physische, psychische, kognitive und soziale Einbußen). Für erfolgreiches Altern sei demnach die Zufriedenheit das entscheidende Kriterium, was davon abhängig sei, ob das Altern als Entwicklungsaufgabe erfolgreich gemeistert werden könne (vgl. Henckmann 2001: 628 ff.).

6.1. Subjektbegriff

Der Subjektbegriff wird in der Theorie nicht einheitlich verwendet. Insgesamt bewegt sich das Subjektverständnis in einem Spannungsverhältnis zwischen dem Subjekt als „Schöpfer seiner Welt" bzw. „Geschöpf dieser Welt" (Keupp 2001: 46). D. h. der wissenschaftliche Diskurs gründet in der Frage, inwieweit dem Individuum ein aktiv-gestaltender Status zugeschrieben wird und welchen Einfluss soziale Interaktionen, die Kultur, die Medien und die Zivilisation auf den einzelnen Menschen ausüben (vgl. Zima 2010: 10).

Der Subjektbegriff, der dieser Masterarbeit zugrundliegt, bezieht sich hauptsächlich auf die theoretische Darstellung von Heiner Keupp (2001), der Subjekten eine aktive Rolle zuschreibt und in Interaktion zur sozialen Umwelt begreift. Subjektwerdung wird hier nicht als die Entstehung eines inneren Kerns, der abgeschottet von der äußeren Welt besteht (homo clausus) verstanden:

> „Der Begriff Subjekt setzt die einzelne Person in eine Relation zur sozialen Wirklichkeit und sieht diese als aktive Instanz der Erkenntnis und Praxis, die zielgerichtet auf die natürliche und soziale Umwelt einwirkt. Der Subjektbegriff transportiert also auch eine spezifisch normative Vorstellung von der Person: Sie setzt sich in ein gestaltendes Verhältnis zu seiner Welt und ist nicht nur passives Produkt seiner natürlichen und gesellschaftlichen Lebensbedingungen." (Ebd.: 39).Subjekte würden sich in einem Prozessgeschehen beständiger, alltäglicher Identitätsarbeit[51] – eine permanente Anpassung zwischen inneren und äußeren Welten befinden (vgl. ebd.: 44 f.).

---

[51] Identität wird als Konstrukt verstanden, mit dem das Subjekt Vertrauen in die eigene Kompetenz aufbaut, damit Kontinuität und Kohärenz gewahrt werden können (vgl. Keupp 2001: 44).

Im Identitätsgefühl bzw. sense of identity finde sich die Grundlage für die Frage: *„Wer bin ich?"* (Ebd.: 44). Demzufolge sei das Identitätsgefühl für eine Person von zentraler Bedeutung, um Beständigkeit und Stimmigkeit herstellen und aufrechterhalten zu können (vgl. ebd.: 44 f.).

Die Herausforderung der Identität bestehe in der Fähigkeit des Ichs, das eigene Selbst über die Lebensspanne beizubehalten (vgl. ebd.: 43). Es stelle sich die Frage, inwieweit ein Subjekt identisch bleiben könne, wenn sich die Bedingungen seines Lebens wesentlich wandeln würden. Hierfür sei die Entwicklung eines Kindes zum Erwachsen genauso bedeutsam wie Krankheiten (z. B. Demenz) oder Diskontinuitäten im Lebenslauf durch das Erleben von Grenzerfahrungen (vgl. Zima 2010: 42).

Im modernen Selbstverständnis würden sich grundlegende Koordinaten, wie die Vorstellung von Einheit, Kontinuität, Kohärenz, Entwicklungslogik oder Fortschritt jedoch nicht mehr durchgängig aufrechterhalten lassen. Ein radikaler Bruch der Vorstellungen einer stabilen und gesicherten Identität sei die Folge. Identität müsse als Projektentwurf des eigenen Lebens verstanden werden, als Abfolge von Projekten, die gleichzeitig verfolgt werden und teilweise geleichzeitig und unterschiedlich verlaufen. Ein einheitliches Bild von sich selbst über die Zeit aufrechtzuerhalten, werde in einer Welt, in der sich die traditionellen Wertevorstellungen in Auflösung befinden, immer schwieriger (vgl. Keupp 2001: 44):

> „Daß wir die verschiedenen, oft sich widersprechenden inneren Strebungen harmonisieren, so daß wir ihrer Widersprüchlichkeit zum Trotz ein Ich, eine ganze Persönlichkeit werden und bleiben. Gleichzeitig haben wir uns damit auseinanderzusetzen, daß unsere äußeren Lebensverhältnisse nie den inneren Bedürfnissen voll entsprechen, daß wir uns an Umwelt und Realität anzupassen haben." (Bleuler 1987: 18).

Menschen würden sich demnach in permanenten Auseinandersetzungen und Aushandlungsprozessen mit sich Selbst und der Welt. Diejenigen, die durch ihre körperliche, psychische oder soziale Verfasstheit eine Differenz gegenüber gesellschaftlichen Normalitätserwartungen aufzeigen würden, seien jedoch mit Identitätskonstruktionen konfrontiert, die Ausgrenzung bewirken würden (vgl. Keupp 2001: 49f.). Entwürfe einer normalen Identität seien von sozialen Bestätigungen und Ermutigung abhängig. Werde die Anerkennung vorenthalten, komme es zu Beeinträchtigungen bei der Konstruktion eines positiven Selbstbildes (vgl. ebd.: 45). Partizipative Forschungsprojekte mit Menschen mit dementiellen Beeinträchtigungen (Tanner 2012) aus England kamen hinsichtlich des Umgangs der Betroffenen mit der eigenen Identität zu interessanten Schlussfolgerungen:

> „They manage their identities. The identity management strategy of narrating stories may be especially important for people with dementia whose lives have undergone significant change and who are at risk of being devalued. [...] efforts to resist the ‚enemy‘ of dementia by retaining their identity and presenting this positively to others." (Ebd.: 303).

Die Ergebnisse dieser Untersuchung lassen darauf schließen, dass MmD Strategien zur Aufrechterhaltung einer positiven Identität einsetzen. Die Position eines Subjektes mit seinen Erfahrungen wird vom gesellschaftlichen Diskurs über die Demenz mitbestimmt. „Nichts ist so bedrohlich wie die Demenz" (Naue 2012). Entscheidend ist deshalb die Frage, wie es Menschen mit dementiellen Beeinträchtigungen gelingt, ein positives Selbstbild trotz fortwährender Veränderungen aufrechtzuhalten, obwohl ihnen die gesellschaftliche Anerkennung dafür verwehrt bleibt? (vgl. Winter 2010: 130).

6.2. Lebensspannenpsychologie

Die Lebensspannenpsychologie von Hans Thomae (1979) spannt den Bogen der Entwicklung von der Geburt bis zum Tod eines Menschen. Für die Theorie der Lebenspannenentwicklung gelten folgende Thesen:

• Psychische Veränderungen können in jedem Abschnitt des Lebens vorkommen.

• Konstanz des Verhaltens und Erlebens sind im großen Ausmaß in jedem Lebensabschnitt feststellbar.

• Unterschiedliche Variationen des Verhaltens und Erlebens eines Individuums sind für jeden Lebensabschnitt beobachtbar (vgl. Martin, Kliegel 2010: 62).

Die Thesen von Thomae wurden von Paul Baltes und Baltes Margret (1990) zur Entwicklungspsychologie der Lebensspanne weiterentwickelt, die sich in sechs Leitsätzen formulieren lässt:

1. In der lebenslangen Entwicklung kommt keinem Abschnitt eine prioritäre Stellung zu, weshalb alle Altersbereiche gleich bedeutsam sind[53].

2. Die Entwicklung über die Lebensspanne ist von inter- und intraindividueller Multidirektionalität[54] und Multidimensionalität[55] gekennzeichnet.

---

[53] In der gesamten Entwicklung kommen kontinuierlich-kumulative und diskontinuierlich-innovative Prozesse vor. Alle Altersphasen sind durch alterstypische Anforderungen und der Verwirklichung dieser entsprechenden Ziele gekennzeichnet und werden von altersspezifischen Ressourcen begleitet (vgl. Martin, Kliegel 2010: 62).

[54] Die *Multidirektionalität* geht davon aus, dass die Entwicklung in verschiedene qualitative Richtungen verlaufen kann. Der Erwerb von neuen Verhaltensressourcen im späteren Lebensverlauf ist in diesem Konzept denkbar (vgl. ebd.: 62 f.).

[55] Unter *Multidimensionalität* wird eine nicht gleichförmig verlaufende, differentiell zwischen verschiedenen Verhaltens- und Ressourcenbereichen variierende Entwicklung bezeichnet (vgl. ebd.: 63).

3. Die gesamte Lebensspanne ist stets ein Zusammenspiel von Gewinnen bzw. Zuwachs und Verlusten bzw. Abbau von Ressourcen. Auch wenn die Verluste im Alter zunehmen und überwiegen, sind noch Zugewinne an Ressourcen möglich.

4. Der Begriff der Plastizität beschreibt die intraindividuelle Veränderbarkeit von psychosozialen Aspekten bis ins hohe Alter. Personen sind in der Lage zur aktiven Optimierung der Passung zwischen sich und der Umwelt.

5. Die These der Historischen Einbettung geht davon aus, dass sich Entwicklung immer im Zusammenhang mit historisch-kulturellen Gegebenheiten variiert. Ausschlaggebend für die Prägung sind die soziokulturellen Bedingungen einer Epoche.

6. Das Kontextualisierungsprinzip besagt, dass Entwicklung eine Korrespondenz zwischen altersbedingten, geschichtlich bedingten, biologischen und umweltbezogenen Einflüssen ist. Entwicklung ist aus dieser Perspektive immer relativ und kontextuell zu verstehen (vgl. Martin, Kliegel 2010: 62-66).

Dieses Entwicklungsmodell ist ressourcenorientiert und geht davon aus, dass alle Altersbereiche für die Entwicklung gleich bedeutsam sind. Entwicklung vollzieht sich nicht gleichförmig, sondern multidirektional und multidimensional und zeichnet sich durch Plastizität bzw. Veränderungspotenzial aus. Historisch-soziale Kontexte geben die Gelegenheitsstrukturen der Individuen vor. Das Verhältnis zwischen Gewinn und Verlust in der Entwicklung verschiebt sich zuungunsten der Zugewinne, wodurch mit zunehmenden Alter mehr Energie in Erhaltung und Verlustmanagement gesteckt wird (vgl. ebd.: 66 f.).

6.3. SOK-Modell

Das Konzept der Lebensspannenpsychologie wurde von Baltes und Baltes (1990) zum selektiven Optimierung mit Kompensationsmodell (SOK-Modell) weiterentwickelt. Auch hier sind Alter und Entwicklung kein Widerspruch. Das Leben kann aktiv im Rahmen von veränderten persönlichen Rahmenbedingungen und sozialen, räumlichen und strukturellen Kontexten gestaltet werden, um den Herausforderungen des Alters zu begegnen. Im Alter nehmen die biopsychosozialen Leistungs- oder Kapazitätsreserven im Schnitt ab, jedoch können zur Verfügung stehende Ressourcen durch spezifische Strategien ausgebaut und optimiert werden. Ein kontinuierlicher Anpassungsprozess auf stabilen Funktionsniveau, mit positivem Selbstbild und hohem subjektiven Wohlbefinden ist dadurch möglich (vgl. Martin, Kliegel 2010: 72).

Im Modell wird zwischen drei Adaptionsprozessen der Entwicklungsregulation über die Lebensspanne unterschieden. Beispielhaft dafür gelten die Äußerungen des Pianisten Arthur Rubinstein, der auf die Frage, wie er auch bei fortschreitendem Alter das Niveau seiner Darbietungen halten konnte geantwortet habe, dass „er (a) sein Repertoire eingeschränkt habe (Selektion), (b) intensiver das, was er noch spiele, übe (Optimierung) und (c) einige ‚Tricks' wie z.B. das bewusste langsamer spielen vor schnelleren Passagen einsetze (Kompensation)" (ebd.: 72 f.). Selektion, Optimierung und Kompensation, so die Grundannahme, sind somit universelle Prozesse zur Entwicklungsregulation im Alter, die mehr oder weniger bewusst eingesetzt werden (vgl. ebd.: 73).

Unter *Selektion* werden die (Neu-)Formulierung von Entwicklungszielen und die Ausbildung von Präferenzen (elektiv), durch eine Spezialisierung von Entwicklungsprozessen verstanden. Unterteilen lässt sich dieser Prozess in die Auswahl und Formulierung von Zielen bzw. Bereichen (initiativ-prospektiv) und in die verlustbetonte Selektion, die auf Verluste durch eine Neu- und Umformulierung von Zielen reagiert. Eigene bisherige Standards und Ansprüche werden dafür adaptiert und Fokussierungen auf verbliebene Ressourcen vorgenommen (vgl. Haberstroh, Oswald 2014: 19; Martin, Kliegel 2010: 73).

Die *Optimierung* bezeichnet den (Neu-)Erwerb und/oder die Verbesserung von Reserven, Ressourcen und Handlungsstrategien, um ausgewählte Ziele zu erreichen. Neben dem Erwerb neuer Fertigkeiten geht es hierbei darum, die verstärkte Aufmerksamkeit auf etwas Bestimmtes (z. B. die verbleibenden Fähigkeiten) zu richten, sich mehr anzustrengen, mehr zu üben, mehr Zeit zu investieren, sich selbst zu motivieren oder sich externe Hilfe zunutze zu machen (vgl. Haberstroh, Oswald 2014: 20; Martin, Kliegel 2010: 73).

Kompensation ist das bewusste oder unbewusste Reagieren auf Defizite oder Verluste. Durch Neuerwerb und/oder Einsatz von Strategien und Fertigkeiten (Mobilisierung) werden neue oder latent vorhandene Ressourcen zur Wiederherstellung oder Aufrechterhaltung eines bestehenden bzw. einmal vorhandenen Funktionsniveaus oder bio-psychosozialen Status eingesetzt (vgl. Martin, Kliegel 2010: 73 f.). Bei MmD kommt die interne Kompensation häufig durch den Einsatz von Gedächtnisstrategien und extern durch den Einbezug von unterstützenden An-/Zugehörigen vor (vgl. Haberstroh, Oswald 2014: 20).

6.4. Umweltanforderungs-Kompetenz-Modell

Nach Julia Haberstroh und Frank Oswald (2014) nimmt die soziale Umgebung im Alter und speziell bei einer dementiellen Entwicklung einen größeren Stellenwert ein, indem diese die Bewahrung von Autonomie, aber auch von Lebensqualität beeinträchtigen kann: „Je geringer die Kompetenz, desto größer der negative Einfluss von ungünstigen und den alten Menschen womöglich überfordernden Umweltfaktoren." (Ebd. 2014: 21). Um das Funktionsniveau maximal aufrechtzuerhalten, komme es zu einem kompensatorischen Wechsel von internen zu Gunsten von externen Ressourcen. Es könne jedoch zu einer Überkompensation durch die soziale Umwelt (in-/ formell Betreuende und Pflegende) im Sinne eines Dependence-Support and Independence-Ignore Script[56] (Baltes, Wahl 1996) kommen (vgl. Haberstroh, Oswald 2014: 20). Die soziale Umgebung sei daher gefordert „so viel Unterstützung wie nötig zu bieten, aber gleichzeitig im Sinne eines Independence-Support Interaktionsstils adäquate Hilfe zur Selbsthilfe anzubieten, so dass Autonomie von Menschen mit Demenz maximal möglich" (ebd.) sei.

Haberstroh und Oswald (2014) konzipierten dafür das Umweltanforderungs-Kompetenz-Modell, welches auf dem SOK-Modell aufbaut, jedoch der Qualität von Person-Umwelt-Interaktionen besondere Bedeutung beimisst. Der ältere Mensch sei einem Umweltdruck ausgesetzt, könne aber auf die Umweltreichhaltigkeit gewinnbringend zurückgreifen und sich als Person im Sinne einer Umweltfügsamkeit bestehenden Gegebenheiten anpassen. Umwelt müsse so nicht nur als Barriere für Entität verstanden werden, sondern biete Entwicklungsanreize und Kompensationsmöglichkeiten für Personen (vgl. ebd.: 21 f.). Dem Passungsverhältnis zwischen sozialer Umwelt und den Kompetenzen von MmD mehr Aufmerksamkeit und Bedeutung zu widmen, ist diesem Modell zufolge ausschlaggebend für eine optimale Entwicklung und Lebensqualität.

6.5. Bewältigungsstrategien bei Demenz

MmD sind mit zahlreichen Verlusterlebnissen hinsichtlich ihrer Kompetenz, Kommunikation, Kontinuität und Kongruenz konfrontiert, was eine enorme Herausforderung an die Adaptationsfähigkeit darstellt (vgl. Wilz et al. 2001: 23). Wilhelm Stuhlmann (2004) beschreibt Bewältigungs-Strategien von MmD im klassischen Bezug zur Psychoanalyse. Copings sollen hierbei nicht beurteilend, im Verständnis einer gelungenen Lösung eines Sachverhalts, bestimmt werden: „Als Bewältigungs-Strategien (Coping) bezeichnet man den Umgang einer Person mit belastenden Situationen" (ebd.: 40) mit dem Ziel „einen inneren und äußeren Gleichgewichtszustand aufrechtzuerhalten, in welchem Spannungen abgebaut und/oder Bedrohungen abgewendet oder toleriert werden können" (ebd.). Bewältigung sei deshalb nicht nur die Lösung eines Problems, die Überwindung einer Krise oder die Anpassung an bestimmte Gegebenheiten (Krankheit, Behinderung), sondern auch Selbstwertschutz und Reduzierung von innerer Anspannung, die im Idealfall zur Steigerung des Wohlbefindens und zur Verbesserung der Lebensqualität führe (vgl. ebd.: 41). Schädlich sei nicht abbaubarer Stress, der zur Verschlechterung der Bewältigungsfähigkeiten der Betroffenen

---

[56] Das Dependence-Support and Independence-Ignore-Script beschreibt, wie abhängigem Verhalten von alten Menschen unmittelbare Beachtung geschenkt wird, wohingegen unabhängiges Verhalten weitestgehend ignoriert wird. Eine Veränderung dieses Scripts aufseiten der Interaktionspartner sei möglich und führe zu signifikanten Verbesserungen der autonomen Funktionsfähigkeit von alten Menschen (vgl. Haberstroh, Oswald 2014: 20).

führe (vgl. ebd.: 59). Ressourcen und Defizite dürften nicht voneinander unabhängig verstanden werden, da diese oft gleichzeitig nebeneinander bestünden:

> „Was aus der Außensicht als störendes, herausforderndes oder krankes Verhalten bezeichnet oder angesehen wird, kann z. B. für eine Person mit Demenz die einzige in der Situation noch verfügbare Möglichkeit sein, sich als kompetent, kontrollierend oder effektiv zu erleben." (Ebd.: 43).

Bereits in der Zeitspanne vor dem Erkennen der Demenzerkrankung ließen sich Hinweise auf Strategien zur Bewältigung von Beeinträchtigungen erkennen, die im Verlauf der Erkrankung deutlicher zum Vorschein kämen. Frühe Anzeichen für Bewältigungsmuster, die häufig nicht mit einer demenziellen Entwicklung in Verbindung gebracht würden, seien der Rückzug von Alltagsaktivitäten (Interessen, Hobbies), der Rückzug aus Beziehungen und Kontakten, die Reduzierung (Einsparung) von Lebensenergie (rasche Erschöpfung) und depressive Verstimmung (vgl. ebd.: 60 f.).

Abwehrmechanismen[57] dienen der Regulierung und Stabilisierung des Selbstwertes einer Person. Dafür kommt es zur Verleugnung, einem Nichtwahrhaben wollen bzw. einem wahnhaften Umdeuten der Realität, wodurch eigene Kompetenzen im Bewusstsein erhalten bleiben und Defizite ausgeblendet werden. Die Verdrängung ist eine Form des Vergessens, welche die Gedächtnisfunktion einer Person schwächt, um negative Erfahrungen aus dem Bewusstsein auszuschließen. Bei der Projektion kommt es zur Verschiebung eines Problems auf andere, wobei die Verantwortung nach außen verlagert wird (z. B. Schuldzuweisungen) und die Regression, ist eine Einengung, ein Rückzug, eine Verweigerung, aber auch ein Apell der Hilflosigkeit und ein Wunsch nach Zuwendung (vgl. ebd.: 63 f.). Andere Abwehrmechanismen die auch bei MmD vorkämen, seien Verharmlosung, Rationalisierung, Relativierung, Kompensation, Konversion, Ungeschehenmachen oder aggressiv getönte Zurückweisung (vgl. ebd.: 66).

Eine in der Verhaltenspsychologie beschriebene Reaktion, die sich bei MmD beobachten lässt, ist das Vermeidungsverhalten im Zusammenhang mit erwarteten oder konkreten, belastenden Situationen. Vermieden werden Situationen, in denen Scham und Versagen befürchtet wird, um sich selbst zu schützen. Die Bewältigungsstrategie der Vermeidung findet sich bei Menschen mit Demenz bereits im frühen Verlauf und kommt häufig vor (vgl. ebd.: 21).

Die Betroffenen setzen laut Stuhlmann auch wahnhafte Strategien ein, um die Realität neu zu konstruieren. Im Falle von Bedrohungserlebnissen würden dies mit starken Affekten (Angst, Abwehr) einhergehen. Das wahnhafte Erleben könne bei MmD von einzelnen

---

[57] Unter Abwehrmechanismen werden in der Psychoanalyse unbewusste Strategien, die das Individuum vor schmerzhaften Affekten (Angst oder Schuldgefühlen) schützen sollen, verstanden (vgl. Fonagy, Target 2007: 72).

Wahnideen (Bestehlungswahn, als Projektion von Defiziten auf andere Personen) bis hin zu Wahnsystemen (als Projektion von erlebten Bedrohung nach Außen) reichen. Der Autor verweist hier auf die gegebene Nähe zu den Abwehrmechanismen der Verleugnung und Projektion, die sich in der jeweiligen Biografie (Prägung) abzeichne (vgl. 2004: 67 ff.). Die von Stuhlmann beschriebenen Bewältigungsstrategien mit Bezug auf die Psychoanalyse und die Verhaltenstherapie verdeutlichen, wie MmD zum Selbstschutz und zur Emotions-regulierung erlebte Beeinträchtigungen kompensieren.

7. Demenz aus der Innenperspektive

Es liegen nur wenige Studien dazu vor, wie MmD ihre Beeinträchtigungen wahrnehmen und bewältigen. Für Österreich konnte keine einzige publizierte Studie zur subjektiven Demenzwahrnehmung und -bewältigung im Rahmen der Recherche erfasst werden. Für den deutschen Sprachraum ist v.a. die qualitative Interviewstudie von Stechl (2006)[58] anzuführen. Stechl führt die geringe Studienzahl zur subjektorientierten Demenzforschung auf die implizite Gleichsetzung von kognitivem Abbau und Unfähigkeit zur Reflexion seitens des vorwiegend medizinwissenschaftlich ausgerichteten Forschungsbetriebes zurück, welcher jedoch wissenschaftlich wie ethisch unhaltbar sei (vgl. 2006: 8).

7.1. Subjektive Demenzwahrnehmung

Der Zugang zur subjektiven Demenzwahrnehmung von Betroffenen kann über das Erzählen der Symptomgeschichte erschlossen werden. Dazu ist ein Perspektivenwechsel notwendig, der die Selbstdarstellung der MmD in den Mittelpunkt stellt, was aber in den meisten Studien vernachlässigt wird (vgl. ebd.: 46). Aus internationalen Studien und Meta-Analysen ist bekannt, dass Betroffene im frühen Verlauf Beeinträchtigungen der kognitiven Leistungsfähigkeit wahrnehmen. Sie berichten von Gedächtnisproblemen, Vergesslichkeit, Schwierigkeiten beim Ausdruck eigener Gedanken in Gesprächen und Orientierungs- und Konzentrationsschwierigkeiten (vgl. Panke-Kochinke 2013: 137; Sowarka 2008: 3). Steven Sabat (2001) kam zudem Ergebnis, dass die Wahrnehmung von Beeinträchtigungen aus der Perspektive der Betroffenen im mittelschweren bis schweren Stadium weiterbesteht (vgl. ebd.: 161 ff.). Die kognitiven Probleme würden von den Betroffenen bereits wahrgenommen, bevor diese das soziale Umfeld bemerke, da die Fähigkeit zur Selbstreflexion und bewussten Verhaltenssteuerung bei den häufigsten Formen der Demenz (Alzheimer, vaskuläre Demenzformen) im frühen Verlauf nicht beeinträchtigt sei (vgl. Wiest, Stechl 2008: 8; Stechl 2006: 152). Alison Phinney (1998) kam zu dem Ergebnis, dass Menschen mit beginnenden dementiellen Beeinträchtigungen die Gedächtnisschwächen bei sich selbst beobachten, eine erhöhte Sensibilität dafür entwickeln und in Sinne eines Self-monitorings überwachen (vgl. ebd.: 12).

---

[58] An der qualitativen Interviewstudie nahmen 25 Menschen mit Demenz und deren Angehörige teil (vgl. Stechl 2006).

7.1.1. Fluktuierende Wahrnehmung

Die Wahrnehmung von Beeinträchtigungen, wie Vergesslichkeit und Orientierungsschwierigkeiten, werden von den meisten Betroffenen fluktuierend wahrgenommen (vgl. Phinney 1998: 11). Unmittelbar wahrgenommene Beeinträchtigungen werden von den Betroffenen häufig wieder vergessen und manche geben an, überhaupt keine Beeinträchtigungen wahrzunehmen. MmD bestehen daher häufig darauf, überhaupt keine Probleme zu haben. Vielfach liegt für MmD der Auslöser für wahrgenommene Probleme in den Reaktionen der Umwelt, welche sich z. B. in der Angst, etwas Falsches zu sagen, äußert (vgl. Stechl 2006: 46). Aus der Studie von Panke-Kochinke (2013) geht hervor, dass alle TeilnehmerInnen von Erfahrungen der Entmündigung und Stigmatisierung betroffen waren (vgl. ebd.: 10). Phinney (1998) zufolge ist für die subjektive Symptomwahrnehmung die erlebte Unsicherheit und die fluktuierende Wahrnehmung von Beeinträchtigungen bei den MmD wesentlich. Ihre Schwächen seien sie sich nicht immer gewahr, jedoch würden sie Veränderung ihrer Lebenssituation bewusst erleben, was eine Verunsicherung des Selbstwertgefühls verursache. Die Selbstwahrnehmung kognitiver Beeinträchtigungen sei für Betroffene nicht das zentrale Problem. Bedeutsamer sei ihnen die Bewältigung ihrer Gesamtsituation, wofür sie den Einfluss kognitiver Beeinträchtigungen herabspielen und Kontinuität und Normalität in ihrem Leben darstellen würden (vgl. ebd.: 14). Der Versuch der Betroffenen, ihre Probleme zu „normalisieren" lässt sich auch durch die Ergebnisse von Sowarka (vgl. 2008: 4) und Stechl (vgl. 2006: 48) bestätigen.

7.1.2. Wahrnehmung der Diagnosestellung

Panke-Kochinke (2013) kam zu dem Ergebnis, dass die Diagnosestellung und die Phaseneinteilung der Demenz für die Betroffenen kein Thema sind. Wenn, dann würden die Untersuchungsverfahren von den Betroffenen als unangenehm wahrgenommen: „Dass man sie danach fragt, was sie eigentlich nicht wissen können, halten sie für wenig produktiv." (Ebd.: 10). Trotz der medizinischen Diagnosestellung sei für die Betroffenen der zugeteilte Begriff der Demenz nicht zwingend mit einem Krankheitsempfinden verbunden (vgl. ebd.). Sowarka (2008) beschreibt, dass die Demenzdiagnostik von den Betroffenen Gefühle der existenziellen Bedrohung (Schock, Ärger, Angst, Horror, Depression) auslösen und die Identität infrage stellen. Eine Frühdiagnose führe zu einer Steigerung des Bewusstseins der eigenen eingeschränkten Alltagsaktivität bei den MmD (vgl. ebd.: 3).

Stechl (2006) macht darauf aufmerksam, dass obwohl Betroffene ihre Defizite wahrnehmen würden, keiner das Wort Demenz für die Beschreibung des eigenen Zustandes verwenden würde. Über 70 % der MmD würden jedoch angeben, dass sie mehr über die Erkrankung wissen wollen und es gebe auch Hinweise darauf, dass sie bereits vor der Diagnosestellung

etwas Ernsthaftes vermuten würden (vgl. ebd.: 54). Mehrere Studien kommen zu dem Ergebnis, dass zwischen Auftreten erster Demenzsymptome und einer klinischen Demenz-
Diagnose zwischen vier und sieben Jahre liegen. Herkömmliche Screeninginstrumente seien
nicht sensitiv genug, um frühe Anzeichen zu erfassen, was besonders für Personen mit hoher
prämorbider Intelligenz gelte (vgl. ebd.: 50 f.).

7.1.3. Krankheitswahrnehmung und -empfindung

Häufig wird beobachtet, dass Demenzbetroffene trotz Diagnosestellung und Aufklärung die
Defizite bagatellisieren oder die Demenzerkrankung insgesamt verleugnen. Diese Anosognosie wird von An-/Zugehörigen und Professionalsten oftmals unkritisch als direktes bzw.
organisch-bedingtes Symptom der Demenzerkrankung, wie etwa das Fieber bei einer
Grippe gewertet (vgl. Panke-Kochinke 2013: 10; Wiest, Stechl 2008: 8; Stechl 2006: 37).
Insgesamt wird davon ausgegangen, dass bei den meisten Demenzformen mit fortschreitendem Abbauprozess die Fähigkeit nachlässt, die eigene Leistungsfähigkeit zu aktualisieren,
wodurch es vermehrt zu Fehleinschätzungen der eigenen Kompetenz kommt (Wiest, Stechl
2008: 8 f.).
Stechl (2006) zufolge lässt sich kein proportionaler Zusammenhang zwischen Schweregrad
der kognitiven Defizite, erfasst durch psychometrische Verfahren (z. B. MMSE) und der
Fähigkeit zur Selbsteinschätzung der eigenen Kompetenzen bzw. der Krankheitseinsicht
feststellen (vgl. ebd.: 172). Dafür spricht, dass sich auch Menschen im mittelschweren
Krankheitsstadium mit der Erkrankung auseinandersetzen (vgl. Sabat 2001: 224) und auch
im frühen Krankheitsverlauf keine Krankheitseinsicht und kein -empfinden bei Betroffenen
bestehen kann. Hinzu käme, dass niemand der Betroffenen vergessen habe, dass sie/er „immer wieder mit ihren Defiziten konfrontiert" (Stechl 2006: 174) werde. Stechl (2006) sieht
die Ursache für die unterschiedlichen Wahrnehmungen und Bewertungen in psychologischen und sozialen Faktoren. Menschen mit Demenz würden den fortschreitenden Verlauf
antizipieren, würden sich diesen jedoch nicht in allen Einzelheiten ausmalen wollen, was
für das soziale Umfeld mitunter schwierig zu akzeptieren sei, wenn es um die Durchsetzung
von präventiven Maßnahmen oder um Hilfsangebote gehe (vgl. ebd.). „Vom Standpunkt
des Subjektes geht es hier aber um eine adaptive Bewältigungsstrategie zur Emotionsregulation." (Ebd.: 175). Durch den Wechsel von der Objekt- zur Subjektperspektive komme
deutlich heraus, dass die psychogenen Faktoren einer Anosognosie bei MmD v.a. im frühen
Verlauf überwiegen (vgl. ebd.).
Wiest und Stechl (2008) zufolge sind Verhaltensweisen wie das Bagatellisieren von Defiziten, die Verleugnung der Demenzerkrankung oder die Hoffnung auf vollständige Rück-
bildung der Symptome durch medikamentöse Behandlung als emotionsregulative und

selbstwertstabilisierende Prozesse zu interpretieren. Auch die Häufung depressiver Symptome und Rückzugstendenzen im frühen Verlauf, wären eine direkte Reaktion auf die wahrgenommenen Defizite oder die Diagnosestellung (vgl. ebd.: 8). Für die Autorinnen sind diese Reaktionen ein Indiz für die aktive Auseinandersetzung der Betroffenen mit der ausweglosen Erkrankung. Als weiteres Zeichen für eine bewusste Auseinandersetzung führen die Autorinnen an, dass Betroffene Einschränkungen verleugnen und sich als gesund darstellen, aber dennoch Unterstützungsangebote und verordnete Antidementiva in Anspruch nehmen. Die Verharmlosung von Gedächtniseinbußen oder das Überbetonen von vorhandenen oder früheren Kompetenzen sei aus der Perspektive der MmD als Strategie gegen Stigmatisierung zu interpretieren. Diese hätten große Angst davor, auf die Rolle als Demenzpatient, der nur noch über Defizite wahrgenommen wird, reduziert zu werden. In diesem Zusammenhang abfällig von der guten Fassade zu sprechen, sei unzulässig, denn MmD hätten wie andere Menschen auch das Bedürfnis, von der sozialen Umgebung positiv wahrgenommen zu werden (vgl. Wiest, Stechl 2008: 8 f.).

7.2. Subjektive Bewältigungsstrategien

Bewältigungs- und Handlungsstrategien erlauben es den Betroffenen, sich an die vielfältigen Veränderungen und Anforderungen im Rahmen ihrer geistigen Abbauprozesse anzupassen. Sowarka (2008) und Stechl (2006) unterscheiden zwischen Bewältigungs- und Handlungsstrategien (Copings) auf kognitiver Ebene, z. B. durch Neubewertung einer belastenden Situation, und auf aktionaler Ebene, z. B. durch Vermeidung von Defizitkonfrontationen. Diese unterteilen sich weiter in problemzentriertes Bewältigungsverhalten, z.B. um Belastungssituationen zu beseitigen und/oder zu mindern, und emotionszentriertes Bewältigungsverhalten, z.B. zur Verminderung und/oder Ausschaltung von negativen Emotionen (vgl. Sowarka 2008: 5; Stechl 2006: 279).

Welche Bewältigungsstrategien eingesetzt werden würde von psychologischen und sozialen Faktoren und Kontextbedingungen abhängen. Die Betroffenen könnten dadurch ihre Beeinträchtigungen für einen gewissen Zeitraum minieren bzw. kompensieren (vgl. Stechl 2006: 279). Die differenzierteste Abhandlung über die Bewältigungs- und Handlungsstrategien aus der Perspektive von MmD findet sich bei Stechl (2006), weshalb ihre Klassifizierung hier zusammengefasst und durch weitere Ergebnisse aus subjektorientierten internationalen Studien (Panke-Kochinke 2013, Tanner 2012; Sowarka 2008; Wiest, Stechl 2008; Au 2008; Sabat 2001; Phinney 1998) ergänzt widergeben wird.

7.2.1. Diagnosestellung, Aufklärung und Informationsbeschaffung

Seit einigen Jahren besteht Uneinigkeit darüber, welchen Sinn und Zweck die Diagnosestellung und Aufklärung für MmD hat (vgl. Sepandj 2015: 34; Moniz-Cook, Manthorpe 2010: 21; Stechl 2006: 49). Leider gibt es kaum Studien, die den kurz- und langfristigen Effekt einer Aufklärung zum Thema haben und sich dabei auf die Perspektive der Betroffenen beziehen. Stechl (2006) konnte in ihrer Studie vier Reaktionstypen auf die Diagnosestellung aus der Innenperspektive der Betroffenen identifizieren:

- Keine Akzeptanz der Diagnose und überwiegende Defizitverleugnung
- Keine Akzeptanz der Diagnose und unspezifische Defiziteinsicht
- Keine Akzeptanz der Diagnose und Umdeutung der Defizite
- Akzeptanz der Diagnose (vgl. ebd.: 290)

Die verschiedenen Reaktionstypen bei den einzelnen Fällen seien abhängig von den subjektiven Krankheitstheorien, der sozialen Unterstützung und der biografischen Prägung der Betroffenen, wobei es letzten Endes darum gehe, welche Bedrohung die Betroffenen in der Erkrankung für sich erlebe (vgl. ebd.: 302). Eine Diagnosestellung geht in allen Fällen mit einer zusätzlichen psychischen Belastung für die Betroffenen einher, weshalb ein hohes Maß an Sensibilität und Anpassungsvermögen von Seiten der Diagnosestellenden wesentlich ist (vgl. Haberstroh, Oswald 2014: 19; Panke-Kochinke 2013: 10).

Für die aktive Auseinandersetzung mit einer Erkrankung ist die gezielte Beschaffung und Auseinandersetzung mit Information grundsätzlich förderlich. Stechl (2006) konnte feststellen, dass dies für MmD nicht zutrifft und sich diese kaum aktiv mit Informationen zur Demenz auseinandersetzen. Sie führt dies darauf zurück, dass die meisten Broschüren zum Thema Demenz in erster Linie an An-/ Zugehörige ausgerichtet sind und nicht den Bedürfnissen von Betroffenen im frühen Verlauf entsprechen. In Informationsmaterialien wird unzureichend zwischen den einzelnen Stadien der Demenz differenziert und auf das Frühstadium nicht eingegangen oder dieses findet sich erst auf den Folgeseiten (vgl. ebd.: 279). Medizinwissenschaftliche Definitionen, wie die der WHO (s. Kap. 2) oder Aufklärungsbroschüren, wie z.B. die folgende auf der Homepage der Meduni Wien animieren nicht zum Weiterlesen, sondern haben eine abschreckende Wirkung auf die Betroffenen:

„Eine Demenz tritt infolge eines Krankheitsprozesses auf. Die Diagnose einer dementiellen Erkrankung – Alzheimer oder eine verwandte Krankheit – wird dann gestellt, wenn der Patient deutliche Zeichen verminderter Gedächtnisleistung, eingeschränkter Denkmöglichkeiten und Störungen in seinem Verhalten aufweist." (WHO 1994).

Die meisten Betroffenen möchten sich nicht mit der Gruppe der Demenzpatienten identifizieren, weshalb sie sich nicht aktiv Informationen über den Verlauf, die Ursache und Behandlungsmöglichkeiten beschaffen (vgl. Stechl 2006: 279 f.). Informationsbeschaffung als
adaptive Bewältigungsstrategie ist für MmD nicht von Vorteil, wenn sich diese durch die
Defizitkonfrontation in Aufklärungsgesprächen, Fachliteratur und Broschüren bedroht fühlen (vgl. ebd.: 281). Positiv hervorzuheben ist die betroffenengerechte Informationsbro-
schüre „*Was kann ich tun?*' – *Ratgeber für Menschen mit beginnender Demenz.*" der Deutschen Alzheimer Gesellschaft (2014).

7.2.2. Optimierung

Stechl (2006) stellte fest, dass die Optimierung der kognitiven Leistungsfähigkeit von allen
interviewten TN, ungeachtet, ob sie die Diagnose Demenz akzeptieren oder nicht, in verschiedenen Strategien verfolgt wird:

- selbstinitiierte Aktivitäten zum Erhalt der geistigen Funktionen
- professionell angeleitete Aktivitäten
- Aktivitäten unter Druck vermeiden
- Medikamenteneinnahme

Als selbstinitiierte Aktivitäten zum Erhalt geistiger Funktionen werden Maßnahmen von
Betroffenen wie z. B. Lesen, Auswendiglernen, Kreuzworträtsel, Sudoku, Malübungen etc.
angeführt. Unter professionell angeleiteten Aktivitäten wird die Inanspruchnahme von Gedächtnistraining verstanden. Zudem gaben die TN der Studie an, dass sie alltägliche Anforderungen besser ohne Druck bewältigen können. Zur Optimierung der Leistungsfähigkeit
wurde auch die Einnahme von Antidementiva angeführt (vgl. ebd.: 284 f.).

Auch Phinney (1998) kam zu dem Ergebnis, dass alle TN Aktivitäten zur Aufrechterhaltung
geistiger Funktionen unternahmen, um ihre Gedächtnisbeeinträchtigungen zu optimieren
und die Kontrolle darüber zu behalten. Maßnahmen wie Leseübungen und Kreuzworträtsel
wurden von den Betroffenen eingesetzt, um präventiv zukünftigen Einbrüchen entgegenzuwirken und ihr Gehirn aktiv zu halten. Bemühungen ließen sich auch erkennen, Beziehungen aufrechtzuerhalten, Konzerte zu besuchen und Reisen zu unternehmen. Kontinuierlich
beschäftigt zu sein, war ihnen wichtig, um sich „normal" in Rekurs auf die prämorbide
Lebensphase zu fühlen und ihr Leben als sinnvoll zu erleben (vgl. ebd.: 12 f.).

7.2.3. Kompensation

Stechl (2006) zufolge gehen die wenigsten Betroffenen von einer Verbesserung der kognitiven Funktionen aus, und wenn doch, dann würden erhebliche Verdrängungsmechanismen eine Rolle spielen. Strategien zur Kompensation verlorengegangener geistiger Funktionen wurden von ihr bei allen StudienteilnehmerInnen festgestellt. Als externe Kompensationsstrategien wurde die Benutzung von Notizzetteln, Kalenderführung und das Verlassen auf An-/Zugehörige als Erinnerungshilfe dokumentiert. Die Unterstützung durch das soziale Umfeld wurde von den Betroffenen nicht immer bereitwillig entgegengenommen, da dies von vielen als Verlust der eigenen Autonomie aufgefasst wurde (vgl. ebd.: 284).

Problem- und emotionszentrierte Bewältigungsstrategien lassen sich nach Stechl (2006) nicht immer eindeutig trennen und können kognitiver wie aktionaler Natur sein. MmD versuchen in sozialen Kontexten, ein intaktes Selbst zu präsentieren. Eigene funktionelle Defizite werden dadurch von den Betroffenen kompensiert und Defizitkonfrontationen wird ausgewichen. Die Präsentation eines intakten Selbst würde fälschlicherweise von ProfessionalstInnen und An-/Zugehörigen häufig als die Aufrechterhaltung einer guten Fassade gedeutet. Aus der Sicht von MmD handle es sich dabei jedoch um eine Fähigkeit zur Abwendung von Defizitkonfrontationen, die dem Selbstschutz diene (vgl. ebd.: 285).

Auch Sowarka (2008) beschreibt Coping-Strategien der Betroffenen, die sich auf die Kompensation von negativen Gefühlszuständen, Veränderungen und Beeinträchtigungen infolge der Demenzerkrankung richten. Sie spricht in diesem Zusammenhang von nicht weiter ausgeführten, protektiven Strategien, die dazu dienen würden Normalität und Kontinuität zum bisherigen Leben, wie es vor dem Krankheitsausbruch (prämorbid) gelebt wurde, zu bewahren um das Selbst vor negativen Gefühlszuständen zu schützen (vgl. ebd.: 4). Die Bemühungen der Betroffenen zur Normalisierung der eigenen Lebenssituation wird auch von Phinney (vgl. 1998: 12) und Tanner (vgl. 2012: 303) angeführt.

In ihrer Studie erhob Stechl (2006), dass Integration der Demenzerkrankung ins Selbstbild und in den Lebensstil weitgehend möglich ist. Die Integration verlaufe jedoch nicht nach dem Alles- oder Nichts-Prinzip: Auch, wenn Betroffene sich mit der Erkrankung arrangieren könnten, hieße dies nicht, dass sie nicht auch darunter leiden würden. Da eine Demenz progressiv verläuft, müssten sich Betroffene an Veränderung immer wieder anpassen und diese ins Selbstbild integrieren. Dabei komme es immer wieder zu Phasen der Verdrängung, da dramatische Verlusterlebnisse zu einer massiven Veränderung des Lebensstiles führen würden (z. B. Fahruntauglichkeit, Verlust von sozialen Rollen) und erst ins Selbst integriert werden müssten (vgl. ebd.: 286 f.). Die wenigsten Betroffenen würden ihre kognitiven Beeinträchtigungen als Erkrankung bezeichnen, die Diagnose akzeptieren und/oder mit Anderen offen darüber sprechen. Für Stechl ist dies ein Verdrängungs- und Selbstschutzmechanismus zur Vermeidung einer Stigmatisierung. Das Sprechen über die Erkrankung sei jedoch eine Möglichkeit zur psychischen Entlastung, zu der die meisten Betroffenen jedoch (noch) nicht in der Lage seien (vgl. ebd.: 289 f.). Tanner (2012) verweist darauf, dass sich MmD der Bedrohung, die von der Diagnose Demenz auf das Selbst ausgeht, sehr wohl bewusst sind. Deshalb seien sie sehr vorsichtig damit, die Diagnose anderen mitzuteilen und würden hoch sensibel auf Reaktionen der Umgebung diesbezüglich reagieren (vgl. ebd.: 302).

7.2.4. Vergleichsprozesse

In diesem Abschnitt sollen die selbstregulierenden Prozesse zur Bewältigung einer Demenz aus der Innenperspektive dargelegt werden. Hier stehen die verschiedenen Schutzmechanismen in ihrer Funktion zum Erhalt bzw. zur Wiederherstellung des psychischen Geleichgewichts im Mittelpunkt. Der Prozess der Selbstregulierung gilt als adaptive Kompetenz im Kontext lebenslanger Entwicklung, wobei besondere Anforderungen im Alter auftreten (vgl. Lindenberger, Staudinger 2001: 8850). Soziale Vergleichsprozesse helfen Belastung bzw. eine Erkrankung zu akzeptieren und unterstützen die Stabilisierung des psychischen Gleichgewichts. Stechl (2006) leitet aus den Ergebnissen ihrer Studie folgende Unterteilung der ausgemachten Vergleichsprozesse ab:

- Betonung erhaltender Kompetenz und Relativierung der antizipierten Effekte der Krankheit bei grundsätzlicher Akzeptanz der Diagnose
- Relativierung der aktuellen Defizite zur Akzeptanzabwehr der Diagnose

Die Vergleichsprozesse haben selbstregulativen Charakter und dienen dem Erhalt der Selbstwirksamkeit, der Handlungskontrolle und der Emotionsregulation (vgl. ebd.: 303). Festgestellt werden konnte auch, dass Betroffene bereits Stereotypen über Demenzkranke verinnerlicht haben, wobei diese dem Bild vom fortgeschrittenen Stadium entsprechen. Unabhängig, ob die Betroffenen ihre Diagnose akzeptieren oder nicht, lehnen diese die Positionierung als Demenzkranke ab, weil sie diese nicht mit ihrem eigenen Selbstbild vereinbaren könnten (vgl. ebd.: 305).

7.2.5. Positionierung, Stigmatisierung und positive Selbstdarstellung

Das Selbst ist ein Konstrukt, welches als eine vielfältige und dynamische Struktur von Selbstkonzepten bezeichnet wird. Durch die Demenz kann das Selbst auf unterschiedliche Weise bedroht werden. Stigmatisierung bedeutet, einen Menschen oder einer Gruppe negative Eigenschaften zuzuschreiben, die Erwartungen und Interpretationen über deren Verhal-

ten hervorrufen (vgl. Moniz-Cook, Manthrope 2010: 20 f.). Die Positionierung von Betroffenen als Demenzpatient hat eine negative Wirkung auf den Selbstwert und das Selbstbild. Positive Eigenschaften und positiv besetzte soziale Rollen rücken in den Hintergrund
oder werden ihnen vollständig abgesprochen (vgl. Stechl 2006: 40). Stechl konnte feststellen, dass sich Betroffene als Abwehr gegen Stigmatisierung bzw. Defizitkonfrontationen
häufig als gesund oder unbeeinträchtigt bezeichnen. Aus der Außenperspektive würden die
positiven Selbstdarstellungen der MmD nicht immer der Realität entsprechen, aber aus der
Innenperspektive würde es sich dabei um eine Abwehrreaktion gegen die Positionierung als
Demenzpatient und Stigmatisierung handeln (vgl. ebd.: 306 f.). „Entweder beziehen sich
die Betroffenen in ihrer positiven Selbstdarstellung direkt auf die für sie bedeutsamen Rollen oder sie nutzen die sozialen Rollen als Ressource zur positiven Selbstdarstellung."
(Ebd.: 310). Indem die Betroffenen auf frühere soziale Rollen (z. B. Unternehmer, Famili-
enoberhaupt, guter Autofahrer) zurückgreifen, würden erlebte Defizite verleugnet und/oder
umgedeutet werden. Dies sei auch der Grund, weshalb sich MmD bei Pflegegeldeinstufun-
gen besonders selbstständig und fähig gegenüber den GutachterInnen präsentieren (vgl.
ebd.: 307 f.).

Auch bei Phinney (1998) finden sich die Bemühungen zur Normalisierung der StudienteilnehmerInnen. Obwohl sie Veränderungen wahrnahmen, wie dass sie weniger soziale Kontakte pflegten, ihre Beziehungen sich verändert hatten und sie mehr Unterstützung benötig-
ten, betonen sie, dass sie sich nicht wirklich anders als vor der dementiellen
Beeinträchtigung fühlen. Für die TN war die Erfahrung, sich selbst nicht mehr als produktiv
zu erleben und nicht mehr so interessant zu sein, schwierig. Sie versuchten sich deshalb
weiterhin als interessante Person darzustellen, indem sie davon berichten, welche Fernseh-
sendungen sie gesehen und welche Bücher sie gelesen hätten. Zudem spielten bzw. relati-
vierten die Befragten die Beeinträchtigungen in Bezug auf die Demenz herunter und führten
diese auf den Kontext des gewöhnlichen Älterwerdens zurück. Dieses Verhalten der Betroffenen wird von Phinney als Strategie zur Abwehr bzw. Emotionsregulierung verstanden,
welche den Einfluss erlebter Veränderungen reduzieren soll (vgl. ebd.: 12 f.). Durch Tanner
(2012) wurde bekannt, dass MmD sog. Identitäts-Management-Strategien einsetzen. V. a.
das Erzählen von Geschichten helfe MmD bei der Bewältigung des belastenden Verände-
rungsprozesses und bei der Abwehr von Bedrohungen durch Abwertung. Auch hier konnte
das Bemühen der Betroffenen festgestellt werden, ihre Identität positiv gegenüber anderen
zu präsentieren um dem „Feind der Demenz" (ebd.: 303) zu widerstehen.

7.2.6. Vermeidung von Defizitkonfrontationen

Stechl (2006) stellte bei allen TN kontextspezifische Vermeidungssituationen fest. So woll-
ten sich alle TeilnehmerInnen einer Diagnoseerstellung entziehen und gehen kritischen Aussagen häufig aus dem Weg, um Defizitkonfrontationen zu vermeiden (vgl. ebd.: 312). Ein
externaler Attributionsstil bei eigenen Fehlern oder Problemen im Alltag sei ein weiteres,
beobachtbares Verhalten zur Abwehr von Defizitkonfrontationen. Gemeint sind damit
Selbstschutzmechanismen, die z. B. auftauchen, wenn Gegenstände verlegt werden und Betroffene zur Abwehr jemanden aus ihrer sozialen Umgebung des Diebstahls beschuldigen.
Schwer einschätzen ließe sich, inwieweit psycho- bzw. neurogene Faktoren dafür ausschlaggebend seien. Vermeidungsverhalten führe jedoch auch zur Reduktion von sozialen
Rollen, was wiederum den Verlust der Unabhängigkeit zur Folge habe (vgl. ebd.: 312 f.).

Diese Anpassungsstrategie des Vertuschens und Verbergens von Schwächen lässt sich
Stechl zufolge häufig bei MmD beobachten. Betroffene würden über Schwierigkeiten der
Leistungsfähigkeit hinwegtäuschen, um eine selbstständige und autonome Lebensführung
in ihrem Selbstbild aufrecht zu bewahren. Das Bedürfnis nach Anerkennung und Bestätigung, nach Selbstständigkeit und Selbstbestimmung sei bei MmD durch die erlebte Verunsicherung besonders ausgeprägt und gehe häufig mit Selbstüberschätzung in Bezug auf die
eigene Selbstständigkeit einher. Angriffe auf die Autonomie würden abgewehrt werden und
Hilfe werde verweigert, da dies einem Eingeständnis in die eigene Hilflosigkeit aus der Perspektive der Betroffenen gleichkommen würde (vgl. ebd.: 313 f.).

Auch für Sabat (2001) ist die Erhaltung des Selbst, der Unabhängigkeit und der Autonomie
zentral, weshalb Betroffene diese Bereiche verteidigen würden (vgl. ebd.: 274). Die Erhaltung von Autonomie und Selbstständigkeit im Umgang mit MmD habe daher oberste Priorität (vgl. Stechl 2006: 315). Ein Gegengewicht in der Praxis stellt jedoch die Selbst- und/o-
der Fremdgefährdung (z.B. Autofahren) dar, weshalb eine Realitätsorientierung in
bestimmten Fällen unvermeidbar ist.

Stechl (2006) zufolge wird aus der Perspektive des medizinisch-biologischen Demenzmodells das Bewältigungsverhalten von Betroffenen, wie Verleugnung, Bagatellisierung und
Kompetenzüberschätzung als irrationale und krankheitsbedingte Anosognosie beurteilt.
Aus der Perspektive der Betroffenen bzw. der psychosozialen Perspektive würden Betroffene dadurch ihr Recht auf Selbstbestimmung, ihren Selbstwert und ihre sozialen Rollen
verteidigen (vgl. ebd.: 319). Stechl plädiert dafür, psychologische und soziale Aspekte in
der Demenzforschung vermehrt zu berücksichtigen. Dadurch würden sich neue Aspekte der
Demenzwahrnehmung und -bewältigung ergeben, wodurch sich das Verhalten der Betroffenen als zielgerichtet und bedeutsam herausstellen würde. Verantwortlich für die individuellen Krankheitsverläufe seien letztendlich die Interaktion biologischer, psychologischer und

sozialer Faktoren, weshalb es nicht ausreiche, die Demenz nur aus der Außenperspektive zu betrachten (vgl. ebd.: 319 f.).

Wiest und Stechl (2008) fassen für Studien zur Innenperspektive im Frühstadium der Demenzerkrankung zusammen, dass alle Ergebnisse auf eine aktive Bewältigung der Demenz durch die Betroffenen hindeuten und nicht als krankheitsbedingte Symptome und unreflektierte Fehlleistungen interpretiert werden können (vgl. ebd.: 11)

8. Psychosoziale Interventionsformen

Für Barbara Romero[61] umfasst die Definition psychosozialer Interventionen folgende Leistungen:

> „Psychotherapeutische, ergotherapeutische, neuropsychologische und andere Ansätze, die bei der Behandlung der Folgen von Gehirnschädigungen ihre Anwendung finden. Weiterhin berücksichtigt der Begriff Techniken, die zwar zur Unterstützung der Angehörigen und professionell Betreuenden eingesetzt werden, aber keinen therapeutischen Charakter im engeren Sinne haben." (Ebd.: 175).

Als Leitlinien formuliert Romero mit Blick auf den fortschreitenden Charakter demenzieller Beeinträchtigungen und auf den unausweichlichen Verlust von kognitiven Fähigkeiten und der Selbstständigkeit im fortgeschrittenen Verlauf folgende zwingende Planung:

- Eine Ausrichtung der Interventionen auf Erhaltung der Lebensqualität der Betroffenen und der informell Betreuenden,
- eine Integration von informell betreuenden Personen, um sie bei der Begleitung der Betroffenen zu unterstützen,
- eine Anpassung der Aktivitäten, Erlebnisse und der sozialen Teilhabe an die Bedürfnisse der Betroffenen im Alltag, um vorzeitige Kompetenzverluste zu vermeiden und gleichzeitig Stimmung, Zuversicht und Selbstwertgefühl zu stabilisieren (vgl. ebd.: 180).

Für die Therapie und die Begleitung von MmD sei es wichtig zu erkennen, „wie ein belastendes Erleben bzw. Verhalten verursacht wird" (ebd.: 177). Vereinfachungen, die die Ursachen ausschließlich in Gehirnschädigungen sehen oder nur als eine adäquate Reaktion des Kranken zu verstehen suchen, seien zu vermeiden. „Notwendig ist es auch, die Grenzen einer eindeutigen Erklärbarkeit von Reaktionen der Kranken zu erkennen und bereit zu sein, die Verständnislücken offen zu lassen." (Ebd.). Als Standardempfehlung im Umgang mit MmD haben sich Romero zufolge bestätigende (validierende) und konfliktvermeidende Kommunikationsformen entwickelt (vgl. ebd.: 178). Auch Stuhlmann (2004) postuliert, dass der Umgang mit MmD möglichst wenig stresserzeugend und stressverstärkend wirken sollte (vgl. ebd.: 59).

Für Wiest und Stechl (2008) besteht das Ziel jeglicher Intervention bei MmD darin, „Leidensdruck auf der einen Seite und potentielle Selbst- und Fremdgefährdung auf der anderen Seite zu reduzieren" (vgl. ebd.: 10). Moniz-Cook und Manthorpe (2010) regen dazu an, dass

---

[61] Barbara Romero ist die Begründerin der Selbsterhaltungstherapie (SET), welches sich als (neuro-)psychologisch fundiertes Rehabilitationsprogramm und ressourcenorientiertes, integratives Rahmenkonzept zur Behandlung und Betreuung von Menschen mit Demenz versteht und dessen übergeordnetes Ziel in der Erhaltung des personalen Selbst besteht (vgl. Romero 2014: 178).

die Haltung gegenüber psychosozialen Interventionen von sozialen Modellen zu Behinderung angeleitet werden sollte, um negativen Einstellungen entgegenzuwirken (vgl. ebd.: 31).

8.1. Politische Agenda

Im Österreichischen Demenzbericht (Höfler et al. 2015) werden psychosoziale Interventionen als „nicht-medikamentöse Interventionen" (Tatzer 2015: 46) deklariert. Als Angebote
werden dafür Ergotherapie, Diätologie, Logopädie, Orthoptik, Physiotherapie und Musik-
therapie genannt. Der Zugang zu diesen Leistungen wird als sehr unterschiedlich beschrieben und über die Anzahl der Verordnungen gebe es keine Daten, weshalb eine systematische
Erhebung für die zukünftige Versorgungsplanung essenziell sei. Tatzer empfiehlt den drin-
genden Ausbau von nicht-medikamentösen Interventionen, da sich dadurch die Lebensqualität und die Gesundheit von MmD und deren An-/Zugehörige wesentlich verbessern ließe
und Institutionalisierungen verzögert werden könnten. Finanzielle, organisatorische und
systembegründete Faktoren würden jedoch den Zugang erschweren bzw. verhindern (vgl.
ebd.).

Die Pflege und Betreuung von Menschen mit Demenz wird im Demenzbericht ohne Be-
gründung getrennt von nicht-medikamentösen Interventionen ausgeführt. Dafür gelte der
vom österreichischen Gesetzgeber festgeschriebene Grundsatz ambulant vor stationär. Un-
terbesetzung und Bestrebungen zur Kosteneffizienz führen Schneider und Deufert (2015)
zufolge dazu, dass unter den bestehenden Umständen eine dem Bedarf entsprechende Pflege
und Betreuung von MmD kaum noch möglich ist (vgl. ebd.: 56). Kritisiert wird von den
Autorinnen auch die medizinlastige Ausrichtung der stationären Betreuungs- und Pflegeeinrichtungen sowie der Betreuungs- und Pflegekonzepte. Für eine qualitativ hochwertige
und individuell angepasste Versorgung von MmD benötige es ein Umdenken in Richtung
mehr Betreuung und Begleitung (vgl. ebd.: 70).

Schneider und Deufert führen weiter an, dass sich aufgrund der zunehmenden Verluste von
Gedächtnisfähigkeiten die Realitätswahrnehmung bei MmD verändern würde, was die Ursache für wiederkehrende Konflikte sei und zu auffälligem Verhalten führen würde. Die
Pflegenden würden deshalb jedenfalls ein besonderes Verständnis für Menschen mit Demenz und einen entsprechenden professionellen Umgang mit herausforderndem Verhalten
benötigen (vgl. ebd.: 74). Ausschlaggeben für die Qualität von Pflegeleistungen seien neben
der Qualifikation der Betreuungs- und Pflegekräfte der jeweilige Personalschlüssel. In Österreich würden sich jedoch die quantitativen und theoretischen Vorgaben hinsichtlich der
qualitativen Personalausstattung erheblich unterscheiden. Dadurch würde der Anteil von
diplomierten Gesundheits- und Krankenpflegepersonal am gesamten Pflege- und Betreu-
ungspersonal zwischen 20 und 50 Prozent schwanken. Ausschlaggebend dafür seien die
verschiedenen Richtlinien der einzelnen Bundesländer hinsichtlich der Qualifikation und

Ausbildung des Hilfs- und Betreuungspersonals, wodurch die Zahlen nicht miteinander verglichen werden könnten (vgl. ebd.).

Als häufigste Demenzbetreuungskonzepte werden im Österreichischen Demenzbericht (Höfler et al. 2015) das psychobiographische Pflegemodell nach Erwin Böhm, die Methode der Validation nach Naomi Feil, die Mäeutik nach Cora van der Kooij und der person-zentrierte Ansatz nach Tom Kitwood angeführt. Studienergebnisse zu Wirksamkeit und Verbreitung der genannten Demenzbetreuungskonzepte werden gegenwertig als uneinheitlich oder unvollständig beanstandet. Empfohlen werden im Bericht person-zentrierte Handlungsansätze[66], welche der Bedarfslage von MmD tatsächlichen gerecht werden könnten. Der person-zentrierte Ansatz hat Schneider und Deufert (2015) zufolge das Potenzial, dass sich bei Betreuungskräften ein Lernprozess einleiten lässt, der zu einer Haltung führt, die MmD von Objekten zu Subjekten werden lässt (vgl. ebd.: 75). Beanstandet wird von den Autorinnen, dass im Betreuungs- und Versorgungsalltag eine somatisch ausgerichtete Pflegekultur vorherrscht, in der die körperlichen Bedürfnisse und deren Erfüllung schwerpunktmäßig im Vordergrund stehen (vgl. ebd.):

> „Augenfällig und überdimensional steht er [der Körper] im Vordergrund, beherrscht den Alltag und beansprucht die meisten Zeitressourcen in der Pflege und Betreuung, während auf die individuellen Bedürfnisse und psychosozialen Problemlagen und Ressourcen kaum zielgerichtet eingegangen wird. Relevante Dimensionen des Lebens stehen im Hintergrund oder werden nicht wahrgenommen." (Ebd.: 75).

Hinsichtlich der somatisch-pflegerischen Ausrichtung, der Personalknappheit, der Unterschiede in der Ausbildungsqualität und der steigenden Anzahl von MmD könne schwerlich von einer bedarfsgerechten Versorgung gesprochen werden (vgl. ebd.: 76).

In der Österreichischen Demenzstrategie (Juraszovich et al. 2015) finden sich für eine demenzsensible und bedarfsgerechte Unterstützung und Versorgung von MmD spezifische Wirkungsziele und Handlungsempfehlungen. Die Handlungsempfehlung 1c „Selbstbestimmung der betroffenen Menschen ermöglichen" (ebd.: 14) sieht die Stärkung der Selbstvertretung und Selbstorganisation von MmD vor. Für die Betreuung und Pflege wird hierfür eine angemessene vorausschauende Betreuungsplanung (Advance Care Planning) empfohlen. Durch einen Kommunikationsprozess zwischen MmD und Betreuungsteam sollen die

---

[66] Der person-zentrierte Ansatz von Tom Kitwood hat mit dazu geführt, dass das biomedizinische Demenzparadigma zunehmend in Kritik geraten ist, indem er ein psycho-soziales Paradigma postuliert. Kitwood propagiert, Demenzen nicht allein als Ursache neuropathologischer Veränderungen zu verstehen, sondern soziale und psychische Bedingungen vermehrt zu berücksichtigen. Er vertritt die These, dass es bei Demenz um das Person-Sein des Menschen geht und entwickelte vor diesem Hintergrund einen personen-orientierten Pflegeansatz, den er von der humanistischen Psychologie und dem person-zentrierten Ansatz abgeleitet hat (vgl. Kitwood, Müller-Hergel 2008: 27).

Wünsche, Bedürfnisse, Wertvorstellungen und Sorgen der Betroffenen für die zukünftige Betreuung und Pflege diskutiert und geplant werden (vgl. ebd: 14).

Durch das Wirkungsziel 3 „Wissen und Kompetenz stärken" (ebd.: 22) sollen für den beruflichen/professionellen Bereich demenzspezifische Themen bereits in der Ausbildung verankert und in der Fort- und Weiterbildung erweitert werden (vgl. ebd.: 22). Wirkungsziel 4 „Rahmenbedingungen einheitlich gestalten" (ebd.: 26) soll dazu führen, dass österreichweit vergleichbare Angebotsstrukturen bestehen, die möglichst individualisiert und bedürfnisgerecht ausgerichtet sein sollen. Als Handlungsempfehlung 4 a wird dafür die „Schaffung einer abgestimmten integrierten Versorgung für MmD" (ebd.: 26) im Rahmen von noch zu entwickelnden Qualitätsstandards angeführt (vgl. ebd.: 26).

Wirkungsziel 5 „Demenzgerechte Versorgungsangebote sicherstellen und gestalten" (ebd.: 28) soll bewirken, dass Angebote niederschwellig, leistbar, bei Bedarf aufsuchend, multiprofessionell, aufeinander abgestimmt, kontinuierlich und individualisiert sind (vgl. ebd.: 28 ff.). Wirkungsziel 7 „Qualitätssicherung und -verbesserung durch Forschung" (ebd.: 34) hebt hervor, dass die Versorgungsqualität im Zusammenhang mit Demenz zu definieren ist, wobei der Fokus auf Lebensqualität als globalen Outcome und die Entwicklung von Indikatoren für das Messen von Ergebnisqualität gelegt werden soll. Hinsichtlich der Subjektorientierung sind „Kriterien und Methoden zu Evaluierung [...] unter Einbeziehung der Perspektiven und Bedürfnisse von Betroffenen zu definieren" (ebd.: 34 f.). Dafür brauche es eine neue Kultur der Wissenschaftskommunikation, die zu der Entwicklung und Gestaltung von zielgruppennahen Publikationsformen für den Wissenstransfer führen sollen (vgl. ebd.: 36).

Die entwickelten Wirkungsziele und Handlungsstrategien sollen einen verbindlichen Rahmen für eine zielgerichtete Zusammenarbeit zwischen den Stakeholdern sicherstellen. Es bleibt abzuwarten, wann und ob die Österreichische Demenzstrategie vom Ministerrat angenommen wird und die in Aussicht gestellten zielorientierten Erfolge trotz der knappen Budgets bei den MmD ankommen werden.

8.2. Evidenzbasierte psychosoziale Intervention

Im Auftrag des Bundesministeriums für Gesundheit verfasste die Gesundheit Österreich GmbH (GÖG) eine systematische Übersichtsarbeit zur Untersuchung der Wirksamkeit und Effektivität von „nicht-medikamentöser Prävention und Therapie bei leichter und mittelschwerer Alzheimer-Demenz und gemischter Demenz" (Fröschl et al. 2015). In der Untersuchung werden Interventionen zur Kognition (Kognitives Training, Kognitive Stimulation und Kognitive Rehabilitation), zur Mobilität und Motorik (Ergotherapie, Physiotherapie), zur Multikomponenteninterventionen und zur Ernährung analysiert (vgl. Pertl 2015: 53 f.). Folgende Schlussfolgerungen wurden daraus gezogen: Es besteht eine hohe Heterogenität der Studienqualität (gering, mittel, hoch). In allen zur Auswertung erfassten Studien war die TeilnehmerInnenzahl gering, wodurch valide Aussagen generell schwerfallen würden. Auch der Beobachtungszeitraum der Primärstudien sei generell zu kurz. Um Rückschlüsse auf die Wirksamkeit nicht-medikamentöser Interventionen ziehen zu können, würde es Standardisierungen der Interventionen und den Einsatz standardisierter und validierter Messinstrumente benötigen. Aufgrund der insgesamt beschränkten Studienlage sei die Formulierung von zuverlässigen Aussagen und Empfehlungen zu nicht-medikamentösen Interventionen nur bedingt möglich. Eine nachweisliche Evidenz, die über den Status moderat hinausgeht, wurde keiner der untersuchten Interventionen zugesprochen (vgl. Fröschl et al.: V f.). Subjektorientierten qualitativen Studien wurde bei dieser Erhebung aufgrund der geringen TeilnehmerInnenzahl und der zweifelhaften „Verlässlichkeit von subjektiven Indikatoren von MmD in Bezug auf Effektivität der Interventionen" (ebd.: 88) keine bis geringe Bedeutung beigemessen.

Mit Phinney (1998) ist dem entgegenzuhalten, dass MmD im frühen Verlauf im Rahmen von Interviews an Studien aktiv partizipieren und dadurch zu validen Daten beitragen können (vgl. ebd.: 13). Gerade für die Beurteilung von Interventionen sei es wichtig, dass die Betroffenen sich hinsichtlich der Wirkung selbst äußern können (vgl. ebd.: 10).

Auch am Beispiel der Studie von Tanner von 2012, bei der MmD während des gesamten Forschungsprozess als Co-Forschende partizipierten, konnten nachweislich valide Beiträge erbracht werden. Die Partizipation als Co-Forschende der MmD führt zudem dazu, dass diese sich nicht als Forschungsobjekte erleben mussten, sondern dass sie sich durch ihre aktive Involvierung am Projekt als wertvoll und nützlich erleben konnten (vgl. ebd.: 303).

Sowarka (2008) führt eine zunehmende Evidenz qualitativer Forschungsbeiträge ins Feld, wodurch sich die Erkenntnis, dass MmD im frühen Verlauf dazu in der Lage seien, andere an ihren Wahrnehmungen, Bedürfnissen und Wünschen teilhaben zu lassen, stärken würde (vgl. ebd.: 6).

Für Wist und Stechl (2008) ist die wichtigste Voraussetzung für effektive Interventionen ein umfassendes Verständnis der Innenperspektive. Diese wiederum könne nur erfasst werden, wenn die Betroffenen selbst zur ihrer Situation, ihren Ängsten und Bedürfnissen und ihren Bewältigungsstrategien befragt werden. Hierzu würden sich die Methoden der qualitativen Sozialforschung am besten eignen. Die qualitative Sozialforschung sei jedoch extrem zeitaufwändig und in der deutschsprachigen Demenzforschung noch zu wenig vertreten. Auch in den Fachzeitschriften gebe es kaum Veröffentlichungen, was grundsätzlich an dem Problem liege, dass „die qualitative Sozialforschung oftmals nicht die Akzeptanz erfährt, die sie eigentlich verdient hat" (ebd.: 11). Die Ergebnisse qualitativer Forschung würden auf eine konzeptionelle Repräsentativität abzielen, auf deren Basis sich viele Implikationen für Forschung und Praxis ableiten lassen würden (vgl. ebd.).

Kritisch zu beurteilen ist die Ergebnisübersicht zu nicht-medikamentösen Interventionsformen (Fröschl et al. 2015) im Auftrag des BMG aus der Position der qualitativen subjektorientierten Demenzforschung. Diese entspricht eindeutig der medizinwissenschaftlichen Forschungskultur, wie die Forschungsmethodik, die Titulierung nicht-medikamentöse Interventionen und die ausschließliche Begutachtung des Berichts durch Fachärzte der Neurologie und Psychiatrie nahelegt.

Panke-Kochinke (2013) zufolge fehlt noch ein Studiensegment, welches „die Langzeitperspektive, die die Verlaufskurvenmodelle der Ein- und Anpassung respektive der Probleme mit derselben rekonstruiert" (ebd.: 11). Die Frage, „wie man die Dynamik eines solchen Bewältigungsprozesses individuell rekonstruieren und im Vergleich spezifische Muster für ein bestimmtes Krankheitsbild und einen bestimmten Verlauf für eine Person erfassen kann" (ebd.), sei bisher noch keineswegs beantwortet. Eine Typisierung individueller Verlaufsmuster könnte Panike-Kochinke (2013) zufolge dann beitragen zu erfassen, „welche Kombination von welchen Interventionsschritten ein Mensch mit Demenz zu welchem Zeitpunkt benötigt" (ebd.). Im Sinne von Juliet Corbin und Anselm Strauss (2010) müsste es darum gehen, eine entsprechende Langzeitperspektive durch Kohortenstudien zu entwickeln (vgl. ebd.: 11).

8.3. Subjektorientierte psychosoziale Intervention

Für den Demenzbereich wird ein Wechsel von der Objekt- zur Subjektperspektive postuliert (vgl. Juraszovich et al. 2015: 11; Sowarka 2008: 3; Stechl 2006: 44). Panke-Kochinke (2013) weist darauf hin, dass der Fokus auf die Wahrnehmung von MmD auf der Basis ihrer Selbstäußerungen, einen vielversprechenden Zugang ermöglichen würde, um einen den individuellen Bedürfnissen entsprechenden Zugang für Interventionen entdecken zu können (vgl. ebd.: 2). Jegliche Intervention bzw. jegliches therapeutische Vorgehen, egal ob mit den Betroffenen oder deren Angehörigen, sei nur dann fruchtbar, wenn es gelänge, die Welt der Betroffenen mit ihren Augen zu sehen (vgl. Stechl 2006: 333). Mehr über das Erleben von MmD in Erfahrung zu bringen und diese Erkenntnisse in psychosoziale Arbeit miteinfließen zu lassen, sei wichtig, um die Beziehung zwischen Betroffenen und den Professionellen zu fördern, und würde dazu führen, dass die Betreuung bedürfnisgerechter und individueller werde. Die Erkenntnisse aus Studien zur subjektiven Wahrnehmung und Bewältigung von MmD könnten für die Entwicklung von psychosozialen Interventionen verwertet werden (vgl. Phinney 1998: 9). Z. B. ergab die Studie von Phinney (1998), dass Betroffene ihre kognitiven Beeinträchtigungen fluktuierend wahrnehmen, weshalb für die Betreuungspraxis abgeleitet werden kann, Interventionen situationsentsprechend, je nachdem wie diese ihre Beeinträchtigungen gerade erleben, an die Personen anzupassen (vgl. ebd.: 14).

Das Bedürfnis nach Anerkennung und Bestätigung, nach Selbstständigkeit und Selbstbestimmung sei bei MmD durch die erlebte Verunsicherung besonders ausgeprägt und gehe
häufig mit Selbstüberschätzung in Bezug auf Selbstständigkeit einher. Der Rolle situativer
Einflüsse wird Stechl (2006) zufolge zu wenig Bedeutung beigemessen, da misslungene
Interaktionen und Probleme in Betreuungskontexten fälschlicherweise immer auf das Verhalten der Betroffenen zurückgeführt werden. Dafür seien jedoch häufig nichtfunktionie-
rende Interaktionen durch gestresstes Pflegepersonal oder überlastete An-/Zugehörige verantwortlich (vgl. ebd.: 313f.).

Wichtig sei darauf hinzuweisen, dass die Diagnoseeröffnung kein einmaliges Ereignis sein
sollte, sondern prozessual angelegt werden muss. Die Betroffenen würden Zeit benötigen,
um die Diagnose zu verarbeiten, wobei geeignete Hilfsstrukturen notwendig seien, um diese
mit ihren Sorgen, Ängsten und Bedürfnissen begleiten zu können. Für die Mitteilung und
Aufklärung benötige es auf alle Fälle eine bedarfsgerechte Kommunikation, ein hohes Maß
an Sensibilität, Flexibilität und Diskretion (vgl. Moinz-Cook, Manthorpe 2010: 21; Stechl
2006: 41). Generell würden sich jedoch Aufklärungsgespräche und Beratungsangebote eher
an An-/ Zugehörige richten und seien zu defizit-orientiert. Gerade im Frühstadium müssten
die erhaltenen Kompetenzen und positiven Aspekte betont werden. Dafür müssten Angebote geschaffen werden, die den Betroffenen und ihren Angehörigen die Angst vor Stigmatisierung und Ausgrenzung nehmen. Es würden sich alltagsnahe, als Treffpunkte konzipierte
Angebote, die soziale Kontakte, Erfahrungsaustausch und sinnvolle Freizeitaktivitäten ermöglichen, empfehlen. Spezielle Coping-Sprechstunden sollten Betroffene und ihre Angehörigen kompetent und bedürfnisgerecht, ab der Diagnosestellung laufend Beratung anbie-
ten. Für Betroffene mit ausgeprägter Verleugnungstendenz würden sich empfehlen
geschützte Räume einzurichten, die eine schrittweise Annäherung an die Realität Demenz
ermöglichen sollen. Die Folgen einer Demenz seien im gemeinsamen Team von Betroffenen, An-/Zugehörigen und Professionellen zu bewältigen (vgl. Wiest, Stechl 2008: 10).

Eine hohe psychische Belastung seitens der An- und Zugehörigen führe zu vermehrten Defizitkonfrontationen, worauf MmD ihre Selbstschutzmaßnahmen verstärken würden. So
entstünde ein Teufelskreis, der zur Eskalation führen könne. Für die Angehörigenberatung
sei es notwendig, dass Aufklärungsgespräche über die Entstehung, Prognose und Behandlungsmöglichkeiten der Demenz hinausgingen und um das Wissen zu Schutz- und Bewältigungsstrategien der Betroffenen erweitert würden. „Darüber hinaus ist es sehr wichtig,
dass betreuende Angehörige und professionelle Helfende bei der Beurteilung von Selbst-
und Fremdgefährdungspotential stets kritisch hinterfragen, ob sich ihre Einschätzung auf
antizipiertes Fehlverhalten und die Generalisierung von Kompetenzverlust bezieht." (Ebd.).
Die Beurteilung von aktuellem Gefahrenpotential sei eine Gratwanderung, die nie einfach
sei. Jedoch wäre es problematisch, den Handlungsspielraum von Betroffenen unangemessen

zu reduzieren, da dies zur Folge hätte, dass Betroffene geistig schneller abbauen würden und der Selbstwert negativ beeinflusst werde. Generell benötige es eine Verschiebung von einer ausschließlich defizitorientierten Wahrnehmung von Menschen mit Demenz hin zu einer ressourcenorientierten Herangehensweise (vgl. ebd.: 10 f.).

Psychotherapeutische Unterstützung könne MmD beim Bewältigungs- und Adaptionsprozess helfen. Besonders geeignet für psychotherapeutische Interventionen seien MmD, die die wahrgenommenen, kognitiven Defizite als Demenz bezeichnen würden, was bei Personen der Fall sei, bei denen das aus der Außenperspektive beobachtbare Bewältigungsverhalten am wenigsten durch Verleugnung und Verdrängung geprägt sei (vgl. Stechl 2006: 274). Der vermehrte Ausbau von psychosozialen Einzel- und Gruppenangeboten für Betroffene, bei welchen die Berücksichtigung der Innenperspektive im Vordergrund steht, müsse forciert werden. Eine positive Entwicklung lässt sich in den letzten Jahren in Deutschland feststellen, wo die Sicht von MmD verstärkt in die Forschung und Entwicklung von psychosozialen Interventionen miteinbezogen wird, wofür das entwickelte Therapiemanual und Behandlungskonzept aus der KORDIAL-Studie (Baron, Werheid 2011) und diverse Selbsthilfegruppen für Menschen mit Demenz (Kaplaneck 2012) zu nennen sind (vgl. Wiest, Stechl 2008).

In Österreich ist die Subjektorientierung in der Demenzforschung noch nicht angekommen bzw. konnte diese für die Ausarbeitung der theoretischen Grundlage dieser Masterarbeit nicht ausgemacht werden. Einzig die Publikation von Reingard Lange (2015) ist zu vermerken, die für die Entwicklung des Netzwerks demenzfreundlicher dritter Bezirk in Wien auch mit Menschen mit beginnender Demenz qualitative Gruppeninterviews geführt hat. Sie kam zu dem Ergebnis, dass Betroffene unterschiedliche selbstwertsichernde Strategien v. a. durch die Betonung von Autonomie anwenden. Sie stellte zudem fest, dass Betroffene in Hinsicht auf die Selbsthilfe thematisieren, wer sie vor der Erkrankung waren, was die Kontinuität der eigenen Identität bewirke (vgl. ebd.: 3 f.). Positiv zu verzeichnen ist, dass die Bemühungen von Lange in der Etablierung der ersten unterstützten Selbsthilfegruppe für MmD (Alzheimer Austria 2016) in Österreich im Februar 2015 in Wien mündeten.

In Österreich ist eine neue Forschungskultur vonnöten, die MmD partizipieren lässt und diese in ihren Selbstäußerungen zur Demenzwahrnehmung und -bewältigung und in ihren Bedürfnissen berücksichtigt. Die Erkenntnisse aus der qualitativen subjektorientierten Demenzforschung müssen für die Qualifizierung von informell und formell Betreuenden transferiert werden. Sie müssen zu einer Umsetzung, zu einem Perspektivenwechsel von der Objekt- zur Subjektorientierung und von der Defizit- zur Ressourcenorientierung im öffentlichen und wissenschaftlichen Diskurs beitragen.

Die Herausforderung für bedarfsgerechte und demenzsensible psychosoziale Intervention besteht darin, aus der qualitativen subjektorientieren Demenzforschung ein evidenzbasiertes

Fundament zu schaffen, welches nachweislich Betroffene bei der Bewältigung ihrer Beeinträchtigungen, unter der Gewährleistung von Autonomie, Selbstbestimmung und soziale Teilhabe, bestmöglich unterstützt.

9. Methode und Studiendesign

Diese Forschungsarbeit versteht sich als Beitrag zur subjektorientierten Demenzforschung. Für die Studie wurden die subjektiven Sichtweisen von fünf Personen mit dementiellen Beeinträchtigungen rekonstruiert. Die Durchführung und Auswertung des Forschungsprogramms orientiert sich dabei an den Grundprinzipien der qualitativen Sozialforschung.

9.1. Qualitative Sozialforschung

Der Ansatz der qualitativen Sozialforschung stellt die Sicht des Subjekts in den Vordergrund (vgl. Flick 2004: 18). Im Gegensatz zu deduktiven Verfahren, die darauf abzielen, bestehende Theorien zu bestätigen, zielt das induktive Vorgehen darauf ab, soziale Phänomene zu verstehen und zu rekonstruieren, indem aus gegenstandsangemessenen Analysen und theoretischen Reflexionen Theorien generiert werden (vgl. Geser 2001: 148 f.). In seinen Zugangsweisen ist es daher den untersuchten Phänomenen gegenüber offener als standardisierte Forschungsstrategien (vgl. Flick 2004: 17). Folgende Grundannahmen werden in der qualitativen Sozialforschung verfolgt:

- Subjektive Sichtweisen können durch unterschiedliche methodische Zugänge rekonstruiert werden. Die zu Erforschenden sind die Expertinnen und Experten ihrer Lebenswelten und werden durch ihre persönliche Sichtweise zu den zentralen Akteurinnen und Akteuren im Forschungsprozess – partizipative Forschung wird auf diese Weise möglich.
- Soziale Wirklichkeiten mit ihren Bedeutungen und Zusammenhängen sind nicht unabänderlich. Diese werden permanent gemeinsam in sozialen Interaktionen erzeugt. Soziale Wirklichkeiten sind das Ergebnis beständig ablaufender sozialer Konstruktionsprozesse (vgl. Flick 2004: 20 f.).

Als Forschungsmethode und Auswertungsinstrument wird die Grounded-Theory-Methodologie (GTM) von Barney Glaser & Anselm Strauss (1967) verwendet. Diese Forschungsstrategie erlaubt es, die methodischen Ansprüche partizipativer Subjektforschung durchzuführen und neue gegenstandsverankerte Theorien zu generieren.

9.2. Sozialer Konstruktionismus

Der Forschungsprozess der Grounded-Theorie-Methodologie basiert auf einem hermeneutischen Gedanken, wobei die Erkenntnisentwicklung durch spiralförmige Interaktionen zwischen Datenanalyse und Literaturstudium stattfindet (vgl. Breuer 2010: 55). Für die Theorieentwicklung kam es in dieser Arbeit zur Auseinandersetzung mit dem Subjektbegriff

(Kap. 6.1) und dem sozialen Konstruktionismus als wissenschaftstheoretische Fundamente. Der soziale Konstruktionismus vertritt dabei ein „plurales Verständnis der Psychologie" (Winter 2010: 123). Als ein ineinander Wirken von wissenschaftlichen, philosophischen und künstlerischen Strömungen zeichnet er sich durch Offenheit, Vielfältigkeit, Flexibilität und Forschergeist in der wissenschaftlichen Auseinandersetzung aus. Diese wissenschaftstheoretische Position eignet sich hervorragend für die Programmatik der Grounded Theorie (vgl. ebd.: S. 125).

Der soziale Konstruktionismus geht von der gesellschaftlichen Konstruktion der Wirklichkeit und des wissenschaftlichen Wissens (Mannheim 1929) aus. Tatsachen im wissenschaftlichen Verständnis gelten als sozial bestimmt, d. h. die theoretischen Überzeugungen einer Wissenschaftlerin oder eines Wissenschaftlers lassen sich auf soziale – und nicht nur auf empirische – Quellen zurückführen (Science community). Tatsächlich würden sich wissenschaftliche Gruppen um bestimmte Theorien und Meinungsverschiedenheiten organisieren, sodass Wissen in sozialen Prozessen entsteht und die soziale Wirklichkeit gemeinsam konstruiert wird (vgl. Winter 2010: 125). Aus diesem Verständnis könne die provokante These formuliert werden, dass das, was wir für wissenschaftliches Wissen halten, ein Nebenprodukt sozialer Prozesse sei (vgl. Mannheim 1929: 73).

Der soziale Konstruktionismus bezieht sich auf die Struktur wissenschaftlicher Revolutionen (Kuhn 1962), der nach objektiver Genauigkeit lediglich innerhalb der Bedingungen des jeweiligen Paradigmas entstehe:

> „Kuhn zeigte, dass ein Paradigma, eine Gedankenstruktur, deren Annahmen und Praktiken geteilt werden, die Voraussetzung für die Schaffung von Wissen und die Produktion von Wahrheit ist. Dabei generieren unterschiedliche Paradigmen auch unterschiedliche wissenschaftliche Realitäten. Auf diese Wiese machte Kuhn auch deutlich, dass wissenschaftliches Wissen auf der Teilnahme an Gemeinschaften beruht. [...] Es ist das Resultat von strategischen Konstruktionen, von Selektionen und von Verhandlungen." (Winter 2010: 125).

Objektive Genauigkeit, die nur im Rahmen eines Paradigmas bestehen würde, führe dazu, dass wir konsequenterweise die explizite oder implizite Vorstellung davon aufgeben müssten, dass uns Veränderungen innerhalb eines Paradigmas der Wahrheit immer näherbringen würde (vgl. Gergen 2002: 74). Neue Erkenntnisse im Rahmen eines Paradigmas würden häufig Irritationen des hegemonialen Paradigmas aufzeigen. Diese könnten zum Paradigmenwechsel führen, wenn diese von der wissenschaftlichen Gemeinschaft geteilt werden würden (vgl. ebd.: 74 f.).

Der soziale Konstruktionismus setzt bei der Krise der Repräsentation und der linguistischen Wende an (vgl. Winter 2010: 125). Diese Positionen stellen eine Kritik an der Bildtheorie[74] dar. Diese kulturelle Wende löste das Weltbild der Moderne ab, weshalb sie als *Postmoderne* in die Kulturgeschichte eingegangen ist (vgl. Gergen 2002: S. 45). Die Postmoderne stellt die Legitimation des Wissens grundsätzlich in Frage: „Die große Erzählung hat ihre Glaubwürdigkeit verloren, welche Weise der Vereinheitlichung ihr auch immer zugeordnet wird." (Lyotard 2015: 112). Der soziale Konstruktionismus stellt also das Verhältnis zwischen Wort und Welt grundsätzlich in Frage. Jedem Sachverhalt könne eine unbegrenzte Zahl an Beschreibungen und Erklärungen zugesprochen werden. Wir könnten uns an nichts festhalten und orientieren und wir hätten keine Sicherheit für unsere Überzeugungen (vgl. Gergen 2002: S. 45).

Für den sozialen Konstruktionismus sind Beziehungen dafür ausschlaggebend, „wie wir beschreiben, erklären und darstellen" (ebd.). Durch Beziehung erhält die Sprache und andere Formen der Darstellung ihre Bedeutung, durch die Art und Weise, wie sie in Beziehungen verwendet werden. Der individuelle Geist für sich alleine erschafft weder Sinn oder Bedeutung noch Sprache. Diese ergeben sich erst durch aufeinander bezogenen Interaktionen zwischen Personen – aus Verhandlungen, Diskussionen und Übereinstimmungen. Die Grundlage für alles, was verstehbar ist, seien deshalb Beziehungen. Die Beziehungen zwischen Menschen seien untrennbar verbunden mit der Beziehung der Menschen zur Natur und nicht unabhängig von unserer natürlichen Umgebung. Kultur und Geschichte würden demnach jegliches Verständnis von Beziehung beeinflussen (vgl. ebd.: 60 f.).

Dekonstruktion und Diskursanalyse (Foucault 1991) sind wesentlich für den sozialen Konstruktionismus. Dabei würden Diskurse die Wirklichkeit, auf die sie sich beziehen nicht einfach widerspiegeln. Sie organisieren diese Wirklichkeit (vgl. Schwap-Trapp 2003: 36). Sie seien zugleich Produkt, Gegenstand und Instrument öffentlicher Auseinandersetzungen und würden über sog. diskursive Eliten und Gemeinschaften ausgetragen. PolitikerInnen, prominente Intellektuelle, WissenschaftlerInnen oder VertreterInnen von Organisation würden über Einfluss auf die Öffentlichkeit verfügen und seien in der Lage, öffentliche Aufmerksamkeit zu binden, Unterstützung zu mobilisieren und Zustimmung zu erlangen (vgl. ebd.: 36 f.). Diskurse würden in öffentlichen Arenen, diskursiven Feldern stattfinden. Den AkteurInnen würden spezifische Rollen zukommen, die ihre Zugangschancen zum Diskurs bestimmen, weshalb Diskurse in enger Verbindung zu Machtverhältnissen stehen würden (vgl. ebd.: 37).

---

[74] Die Bildtheorie geht davon aus, dass Wörter wie Bilder wirken (Korrespondenztheorie), beziehungsweise, dass Sprache die objektive Welt wiedergeben kann (vgl. Gergen 2002: S. 45).

Foucault (1991) konnte in historischen Analysen der Psychiatrie, der Klinik und des Gefängnisses zeigen, dass auch Institutionen Diskurse produzieren. Diese konstruieren neue Objekte, die dann beschrieben, analysiert und ihrerseits Formen der Behandlung bzw. der Bestrafung unterzogen werden. Als Beispiel hierfür kann jede psychische Erkrankung, so auch die Demenz genommen werden, die durch die Medizin identifiziert, kontrolliert und mit dem behaupteten Normalzustand verglichen wird:

> „Nicht die Ordnung, sondern das Chaos ist das ursprünglich Gegebene, und die Ordnung, oder die Reihe von Ordnungen, die uns das Leben vernünftig beherrschen lassen, sind glückliche, meist zufällig dem Chaos mit seinen endlosen Möglichkeiten des Wahnsinns abgetrotzte Ausnahmeerscheinungen." (Schütze 2014: 20).

Die Produktion von Wahrheit ist Foucault (1991) zufolge an spezifische soziale Arrangements gebunden, die zur Normierung führen. Durch Dekonstruktion könne die historische Konstruktion von Wahrheit relativiert und auf ihre sozialen Kontextbedingungen zurückgeführt werden (vgl. Winter 2010: 126).

Das Wissenschaftsverständnis des kritisch-rationalistischen Modells (Popper 1935) wird von der Ideologiekritik hinterfragt. Kritisiert wird der Anspruch auf Wertneutralität und die Abgrenzung von jeglichen Ideologien[75] in den Wissenschaften (vgl. Koller 2006: 228 f.).

> „Im Gegensatz zum Selbstverständnis der kritisch-rationalistischen Position ist dieses jedoch selbst ideologisch, da sie Wertfragen systematisch ausblendet, sich unreflektiert in den Dienst von Interessen stellt und gesellschaftliche Bedingungen als unabänderliche Sachzwänge darstellt, statt sie als von Menschen gemachte und deshalb prinzipiell veränderliche Bedingungen zu begreifen." (Ebd.: 229).

Demzufolge gibt es keine wertneutralen und ideologiefreien Wissenschaften. Wissenschaftskonzeptionen lassen sich nicht nur nach ihren Gegenstandsbereichen und Methoden unterscheiden, sondern nach den zugrundeliegenden Erkenntnisinteressen[77] (vgl. Koller 2006: 229). Habermas (1974) unterscheidet das technische[78], das praktische[79] und das

---

[75] Die Ideologiekritik stellt das rein technologisch konzipierte Verhältnis der Wissenschaften infrage (vgl. Koller 2006: 228).

[77] Erkenntnisinteresse bezeichnet die Ziele der wissenschaftlichen Forschung, welche über die bloße Gewinnung von Erkenntnissen hinaus verfolgt werden (vgl. Koller 2006: 229).

[78] Das technische Erkenntnisinteresse der empirisch-analytischen Wissenschaften (Naturwissenschaften) bemühe sich darum, Prozesse der Naturbearbeitung möglichst effektiv zu gestalten und technisch zu steuern (vgl. Habermas 1994: 157).

[79] Das praktische Erkenntnisinteresse der historisch-hermeneutischen Wissenschaften (Geisteswissenschaften) verfolge eine intersubjektive Verständigung (vgl. ebd.: 158).

emanzipatorische Erkenntnisinteresse. Das emanzipatorische Erkenntnisinteresse der kritischen Sozialwissenschaften und der Philosophie entspricht dem Wissenschaftsverständnis des sozialen Konstruktionismus (vgl. ebd.: 159). Dieses verfolgt die „Befreiung der Subjekte aus vermeintlich unabänderlichen Herrschafts- und Abhängigkeitsverhältnissen" (ebd.). Wissenschaft hat somit insgesamt die Aufgabe, durch kulturelle und gesellschaftliche Kritik „neue Möglichkeiten der Realitätskonstruktion und des Miteinanderlebens" (Winter 2010: 128) zu schaffen.

Der soziale Konstruktionismus hat seine Wurzeln auch im Konstruktivismus, der wiederum seine Wurzeln in der Tradition der rationalistischen Philosophie hat. Im Unterschied zum sozialen Konstruktionismus sei für KonstruktivistInnen der Prozess der Konstruktion der Welt ein psychologischer, der sich im Kopf abspielt. KonstruktionistInnen dagegen würden das, was wir für real halten, als eine Folge sozialer Beziehungen betrachten (vgl. Winter: 294).

Durch den sozialen Konstruktionismus sollen für selbstverständlich gehaltene Konzeptionen dekonstruiert und ihre soziale Genese offengelegt werden. Dafür wird die Rolle der Beziehung im Gegensatz zum Konstruktivismus für die Konstitution der Persönlichkeit hervorgehoben. Bedeutung wird demnach in der Gemeinschaft von Menschen hergestellt, geteilt und aufrechterhalten. Der soziale Konstruktivismus bemüht sich um Gerechtigkeit, Gleichheit und die Anerkennung von Minderheiten. Dafür werden scheinbar unveränderliche soziale Realitäten und starre Beziehungen aufgebrochen. Die Interessen dominanter Diskurse werden aufgezeigt und alternative Handlungsentwürfe offengelegt (vgl. ebd.: 128f.).

9.3. Forschungsprozess im Rahmen der Grounded-Theory-Methodologie (GTM)

Die Grounded Theory[80] (GT) ist eine qualitative Forschungsmethodologie, die von Strauss und Glaser (1967) begründet wurde und der Theoriegenerierung auf der Grundlage von empirischen Daten dient. Die Theoriebildung beginnt bei der Analyse von Rohdaten[81], die sukzessive reduziert und verdichtet werden. Nach Corbin ist „die Analyse [...] ein interpretativer Prozess, in dem die Theorie aus der Interaktion der Analysierenden mit dem

---

[80] Grounded Theory wird als „gegenstandsbegründete oder -verankerte Theorie" (Böhm 2004: 476) übersetzt.

[81] Die Datenerhebung kann in der GT grundsätzlich vielfältig erfolgen. Jedes Material, das von den Forschenden als angemessen erachtet wird, kann erhoben werden (vgl. Corbin 2003: 71). Meist handelt es sich um Textmaterial im weiteren Sinn (transkribierte Interviews, Feldnotizen, Beobachtungsprotokolle etc.) (vgl. Böhm 2004: 476).

Datenmaterial entsteht." (2003: 70 f.) Der Interaktionsprozess verläuft dabei zirkulär und bewirkt ein immer höheres Abstraktionsniveau der Daten. Auf diese Weise wird ein Begründungskreislauf erreicht, der grounded und damit namensgebend für die GT ist, und der eine beständige Präzisierung, Modifizierung und Bestätigung der Datenmaterialsammlung zur Folge hat.

Die Analyse wird solange fortgeführt, bis keine neuen Ideen aus den Daten entstehen und die theoretische Sättigung erreicht ist (vgl. Corbin 2003: 74). Als theoretisches Sampling wird die Datenerhebung, die auf Konzepten basiert, die aus dem Untersuchungsmaterial emergieren, bezeichnet. Diese Auswahlstrategie basiert nicht auf statistischen, sondern auf konzeptuellen Repräsentativen. Nicht die Zahl der Themen oder Untersuchungspersonen zählt, sondern die Konzepte und ihre Indikatoren. Das Ziel besteht darin, das Phänomen in möglichst vielen verschiedenen Kontexten zu untersuchen, um möglichst viele Vergleichsmöglichkeiten zu erhalten. Im Rahmen dieser Studie wurden dafür von Beginn an Einzelfallanalysen und Fallvergleiche vorgenommen, deren Ergebnisse die weitere Auseinandersetzung mit den Daten und der Literatur bestimmten (vgl. Corbin 2003: 71).

Das Vorgehen der GT ist grundsätzlich offen, jedoch systematisch und methodisch kontrolliert (vgl. Mey 2010: 624).

Für die qualitative Sozialforschung und die GT bestehen Gütekriterien, wie Angemessenheit des Forschungsprozesses, empirische Verankerung der Forschungsergebnisse, Validität, Reliabilität und Glaubwürdigkeit der Daten und Plausibilität der Theorie (vgl. Breuer 2010: 109 f.).

9.3.1. Vorwissen des Verfassers

Mein Vorwissen zu diesem Forschungsfeld entstammt sowohl meiner jahrelangen beruflichen Praxis in der aufsuchenden psychosozialen Arbeit mit dementiell beeinträchtigten Menschen (aus den Gesprächen mit den Betroffenen) bei der Übergangspflege Salzburg (Salzburger Landeskliniken 2016), dem Verein VAGET (2015) Tirol sowie Schönborn (2016) Pflege · Betreuung · Beratung Wien als auch der theoretischen Auseinandersetzung mit biopsychosozialen Demenzmodellen (Schönborn 2012). Folgende Vorannahmen wurden für den Forschungsprozess formuliert:

- Demenz ist ein soziales Phänomen. MmD kommt im theoretischen Diskurs eine untergeordnete Rolle zu. Ihr Recht auf Selbstbestimmung und Selbstdefinition (RMB-Ü) ist unterrepräsentiert (McGettrick, Williamson 2015; Juraszovich et al. 2015; Müller et al. 2013; Schönborn 2012; Wißmann, Gronemeyer 2008).

- Das biologisch-medizinwissenschaftliche Demenzmodell determiniert die Erkrankung Betroffener als hirnorganischen Defekt. Psychosoziale und gesellschaftliche Aspekte werden so vernachlässigt (McGettrick, Williamson 2015; Müller, Walter 2013; Schönborn 2012; Wißmann, Gronemeyer 2008; Stechel 2006).

- MmD sind keine passiven Opfer ihrer kognitiven Beeinträchtigungen. Selbstbestimmung und Teilhabe sind durch entsprechende Assistenz möglich. (McGettrick, Williamson 2015; Romero 2014; Tanner 2012; Stechl 2006).

- Bedarfsgerechte Unterstützungsmaßnahmen setzen bei den Bedürfnissen, Wünschen und Selbstäußerungen der Betroffenen an (Juraszovich et al. 2015; Romero 2014; Kitwood, Müller-Hergl 2008; Stechl 2006).

9.3.2. Erkenntnisinteresse und Ziele des Forschungsgegenstandes

Mein Forschungsvorhaben wurde von einem emanzipatorischen Erkenntnisinteresse (vgl. Habermas 1974: 159) geleitet. Als ExpertInnen ihrer Lebenswelten sollten MmD als AkteurInnen im partizipativen Forschungsprozess (vgl. Bergold, Thomas 2010: 333) mitbestimmen, was demenzsensibel und bedarfsgerecht (vgl. Juraszovich et al. 2015: 11) für sie bedeutet. Als ForschungspartnerInnen können sie auf diese Weise Selbstvertrauen und Selbstachtung im Umgang mit den dementiellen Beeinträchtigungen erfahren und das Gefühl vermittelt bekommen, einen Beitrag am Forschungsprozess zu leisten und nützlich zu sein (vgl. Tanner 2012: 296). Die partizipative Forschung konstatiert, dass problemlösende Erkenntnisse nur durch die innere Beteiligung der problemlösenden Subjekte (vgl. Strübing 2004: 16) gewonnen werden kann. Helga Rohra, Betroffene und Vorsitzende der Europäischen Arbeitsgruppe von MmD, bringt diese Forderung auf den Punkt: „Nothing about us, without us." (Trotzdemenz 2015).

9.3.3. Forschungsfragen

Das persönliche Vorwissen und das emanzipatorische Erkenntnisinteresse bilden die Grundlage für die folgenden Fragen im Forschungsprozess:

- Wie erleben und bewerten Betroffene dementielle Beeinträchtigungen?
- Wie werden dementielle Beeinträchtigungen von den Betroffenen bewältigt und wie wollen sie dabei unterstützt werden?
- Welche Erkenntnisse lassen sich aus der Demenzwahrnehmung und -bewältigung der Betroffenen für bedarfsgerechte, psychosoziale Unterstützung ableiten?

9.3.4. Ethische Grundsätze und Informed Consent

Im Gegensatz zum anglikanischen Raum, wo die Teilhabe von MmD in der Forschungspraxis berücksichtigt wird, kommen im deutschsprachigen Raum Betroffene nur in wenigen Studien selbst zu Wort (vgl. Bödecker 2015: 151). Tanner (2012) widerspricht jedoch dieser Einschätzung für England in ihrer Publikation zur Co-Forschung mit MmD: „People with dementia remain a silent and excluded voice." (Ebd.: 9). Dies wird auf die wenig partizipative Wissenschaftstradition sowie die methodischen und ethischen Herausforderungen zurückgeführt, die auf Forschende zukommen, wenn sie nicht über, sondern mit MmD forschen.

Die Fähigkeit zur Einwilligung als Grundvoraussetzung der Humanforschung, stellt nach Bödecker (2015) dementsprechend das größte Hindernis in der Demenzforschung dar. Durch die kognitiven Beeinträchtigungen gehe die Einwilligungsfähigkeit auch schon teilweise in der Vorphase der Demenz verloren (vgl. ebd.: 151 ff.). Klie (2014) hält dem entgegen, dass es zwar empirische Befunde für eine Korrelation zwischen psychischen Störungen (z. B. Demenz oder Schizophrenie) und einer Einwilligungsunfähigkeit gibt, jedoch von der medizinischen Diagnose allein nicht prinzipiell auf das Vorliegen der Einwilligungsunfähigkeit geschlossen werden kann. Vielmehr käme es darauf an, „ob der aktuelle psychopathologische Zustand des Patienten in der Einwilligungssituation die Einwilligungsfähigkeit für die konkret anstehende Entscheidung beeinträchtigt" (ebd.: 7).

Aus diesen Gründen wurde mit allen TeilnehmerInnen der Studie ein ausführliches, an deren kognitives Auffassungsvermögen angepasstes Informations- und Aufklärungsgespräch geführt. Die Einwilligungen basierten auf dem Informed-Consent-Prinzip[87], wobei die Einverständniserklärung (siehe Anhang II) mit den Unterschriften der TeilnehmerInnen in zweifacher Ausführung angefertigt wurden, sodass eine Version mit Informationsblatt (siehe Anhang III) als Erinnerungshilfe bei den TeilnehmerInnen belassen wurde. Sofern An- und Zugehörige vorhanden waren, wurden sie über Studie und Einwilligungserklärung ebenfalls informiert. Keine/r von diesen hat sich gegen eine anonymisierte Erhebung ausgesprochen und bei allen liegt die Zustimmung zur Mitwirkung vor. Das Einverständnis zur Aufnahme und Auswertung der Interviews wurde vor jedem Interview von den Teilnehmenden zusätzlich eingeholt.

---

[87] Für einen gültigen Informed Consent müssen alle folgenden vier Elemente erfüllt sein: „Disclosure of information" (Informationsvermittlung), „Understanding" (Informationsverständnis), „Voluntariness" (freie Entscheidung), „Mental capacity / competence" (Selbstbestimmungsfähigkeit / Einwilligungsfähigkeit) (Klie 2014: 6).

9.3.5. Partizipative Forschungsstrategie

Partizipative Forschung findet nach Bergold und Thomas (2010) dann statt, wenn an verschiedenen Entscheidungspunkten immer wieder die Frage aufgeworfen wird, „inwieweit und in welcher Form die Akteure und Praktiker/innen als Expert/innen ihrer sozialen Lebenswelt am Forschungsprozess als kollaborative Mitforscher/innen partizipieren können" (ebd.: 333). Die kürzlich veröffentlichte, österreichische Demenzstrategie (Juraszovich et. al. 2015) enthält das Postulat, die Perspektive der Betroffenen in der Forschungspraxis sichtbar zu machen. Bedarfserhebungen sollen Betroffene mit ihren Wünschen und Bedürfnissen miteinbeziehen, um individuell passgenaue Unterstützung zu erzielen (vgl. ebd.: 11).

Für die verfolgte Forschungsstrategie standen MmD mit ihren persönlichen Erfahrungen und Selbstäußerungen im Mittelpunkt der Erhebung. Die im Forschungsprozess entwickelten Hypothesen, Kategorien und Dimensionen wurden mit den StudienteilnehmerInnen im Rahmen des Auswertungsprozesses besprochen und ihre Rückmeldungen trugen zur theoretischen Sensibilisierung für die Theorieentwicklung bei (vgl. Corbin 2003: 71).

9.3.6. StudienteilnehmerInnen

Der Zugang zu den StudienteilnehmerInnen konnte über die aufrechten Betreuungsverhältnisse meiner praktischen Tätigkeit (Schönborn Pflege ·Betreuung · Beratung) mit MmD gewonnen werden. Fünf TeilnehmerInnen (TN) wurden für die Erhebung ausgewählt und erklärten sich zur Mitwirkung bereit. Voraussetzung für die Teilnahme war die grundsätzliche Bereitschaft der TN über das Thema Demenz zu sprechen und über den persönlichen Umgang mit diesem Phänomen zu berichten. So konnte z. B. eine Person nicht an der Studie teilnehmen, die ihre demenziellen Beeinträchtigungen gänzlich unbewusst verarbeitet hat, wodurch eine Konfrontation mit der Demenzthematik nicht vertretbar gewesen wäre. Tabelle 2 zeigt die anonymisierten Abkürzungen der TN mit den soziodemografischen und psychometrischen Daten. Personenprofile zu den einzelnen TeilnehmerInnen finden sich im Anhang IV. Bei allen TeilnehmerInnen wurde eine Alzheimerdemenz diagnostiziert, wovon zwei eine leichte und drei eine mittelschwere Demenz nach der Mini-Mental-State-Examination (siehe Kap. 4.2) aufweisen.

Tabelle 2: Soziodemographische und psychometrische Daten der TN

TN	Geschlecht	Bildung	Alter	MMSE	Unterstützung
C	W	Hochschulabschluss	69	20	Familie, GT, TZ, PSI
G	W	Hauptschule	77	25	Alleinstehend, PSI
E	M	Hochschulabschluss	70	26	Familie, TZ, PSI
P	M	Hauptschule	77	15	Familie, TZ, PSI
W	W	Matura	61	20	Familie, 24h, PSI

TN: TeilnehmerIn
MMSE: Mini-Mental-State-Examination
GT: Gedächtnistraining
TZ: Tageszentrum
PSI: Psychosoziale Intervention
24h: 24h-Betreuung

9.3.7. Datenerhebung

Alle TeilnehmerInnen befanden sich zum Zeitpunkt der Studie in einem aufrechten Betreu-
ungsverhältnis mit mir als Betreuungsperson. Die Betreuungsverhältnisse bestanden zum
Zeitpunkt der Erhebung bereits zwischen einem und zweieinhalb Jahren und die einzelnen
Besuche fanden in ein- bis zweiwöchigen Intervallen statt. Die TN wurden durch die Inter-
views gezielt mit dem Thema Demenz konfrontiert, was bei den Betreuungsbesuchen in der
Regel nicht der Fall war. Mit jeder/m TN wurden mindestens drei Interviews in monatlichen
Abständen geführt (siehe Anhang V. Interviewübersicht). Die Erhebung bezieht sich somit
auf insgesamt 21 transkribierte Interviews.

Die Interviews begannen mit Fragestellungen zur aktuellen Befindlichkeit, wobei die TN
bei der Beantwortung der Fragen durch Paraphrasieren bzw. Wiederholen des Gesagten unterstützt wurden. Der Gesprächsfaden wurde dadurch aufrechterhalten bzw. wurden Erinnerungshilfen, wenn nötig, gegeben. Dieses Vorgehen basiert sowohl auf meiner praktischen Erfahrung im Umgang mit MmD, deren Forderung nach persönlicher Assistenz und
assistierten Entscheidungen[89] als auch auf dem Informed-Consent-Prinzip bei der Befra-
gung (vgl. Tanner 2012: 297; Phinney 1998: 10). Stechl (2006) tituliert diesen assistieren-
den Befragungsstil mit MmD als „indirect repair" (ebd.: S. 121):

---

[89] Die Forderung nach persönlicher Assistenz findet sich im nationalen Aktionsplan Behinderung (Bundesministerium für Arbeit, Soziales und Konsumentenschutz 2012) bzw. explizit für MmD als assistierende
Entscheidungen bei Au (2014).

R: Wie geht es Ihnen?
C: Ja, eigentlich, eigentlich normal. Die Standardantwort.
R: „Die Standardantwort." Können Sie das etwas ausführen? Was heißt für Sie normal?
C: Normal heißt, zu funktionieren.
R: „Normal heißt, zu funktionieren."
C: Also keine besonderen Vorkommnisse. Ich versuche natürlich schon zu funktionieren.
(C4, S. 1, 1-7).

Die TN wurden zu ihrer Demenzwahrnehmung und -bewältigung befragt. Außerdem wurden Fragen zu Wünschen und Bedürfnissen ihrer Unterstützung bzw. dem Umgang mit ihnen gestellt. Die TN sollten möglichst frei antworten. Der folgende Interviewausschnitt gibt ein Beispiel der Gesprächssituation wieder:

R: Wir sprechen über die Demenz. Wie Sie sie bewältigen und wie Sie sie erleben und wie man Ihnen dabei behilflich sein kann.
C: Ja, das ist irgendwie nichts Homogenes. Es ist irgendwie so veränderlich. Ja, es gibt Tage, wo, wo alles funktioniert. Meistens, wenn es ruhiger ist. Was bei mir also schon störend ist, wenn es sehr hektisch ist. Also, wenn viele Leute ein- und ausgehen, oder wenn über Sachen gesprochen wird, die nicht unbedingt mich angehen. ... Ja, ich merk' halt manches Mal, dass ich vergesslich bin ... Ja, auf der anderen Seite ist es noch nicht so eklatant, dass ich sagen müsste, das funktioniert alles nicht mehr. (C2, S. 1, 1-8).

Die TN antworteten meist offen auf die Fragestellungen, wobei den aufrechten Betreuungen und den Vertrauensverhältnissen hierfür ein positiver Effekt zugeschrieben werden kann. Die TN wurden als ExpertInnen ihrer eigenen Lebenswelten zu ihren Erfahrungen befragt und stellten ihrerseits Fragen, indem sie mir – wie im nachfolgenden Interviewausschnitt ersichtlich wird – die Rolle des Experten im Kontext der Demenz zuschrieben:

R: Was verstehen Sie unter Demenz?
G: Ja, wesentlich, dass man doch zum Teil, ah so ... Mängel hat. In der im, im Denken.
R: „Mängel im Denken." (G: Ja). So definieren Sie für sich die Demenz?
G: Wie sehen Sie das als Fachmann?
R: Ich würde es weiter fassen als Mängel im Denken, also dass man Schwierigkeiten hat, Gedankenabläufe zu vollziehen, aber es gibt auch noch andere Bereiche wie das Kurzzeitgedächtnis. (G1, S. 1, 19-26).

Durch die narrative Ausrichtung der Interviews konnten Einblicke in die Lebenswelten der TN gewonnen werden, wobei häufig biographische Schilderungen angesprochen wurden:

C: Naja, ich habe natürlich in Kärnten schon auch ... Das war doch das mit den ... Ja, ja, das waren diese seltsamen Zaunsitzungen. (C1, S. 11, 356-357).

Die TN sollten darüber berichten, wie sie mit ihrer Situation zurechtkommen – auch ohne explizit über die Demenz zu sprechen – und was für sie dabei von Bedeutung ist:

R: Wie gelingt Ihnen das?
W: Naja, man bemüht sich halt. Da im Grunde schade ich mir nur selber, wenn ich es nicht mache. Auch, wenn das nicht immer angenehm ist. Es sei denn, ich kriege von Ihnen jetzt einen anderen Vorschlag. (W1; S. 9, 271-276).

Um die Sensibilität für die Daten zu steigern, wurden die Transkripte vom Verfasser eigenhändig angefertigt. Hintergrund bildet hier die Auffassung, dass die Transkription an sich immer eine Informationsreduktion mit sich bringt, sodass die aufgezeichneten Situationen niemals vollständig schriftlich wiedergegeben werden können. Die Selektion hängt hierbei vom impliziten Vorverständnis des Forschenden ab. Eine reine Abbildung der Wirklichkeit ist nicht möglich (vgl. Dresing, Pehl 2010: 724 f.).

Die angefertigten Transkripte wurden nach einem einheitlichen Transkriptionssystem (anonymisierte Buchstaben pro TN + fortlaufende Nummerierung pro Interview, Datum und Ort des Interviews, Zeilen- und Seitennummerierung) für eine nachvollziehbare Datenauswertung und Zitation aus den Transkriptionen (Buchstabe für die/den TN, S. für Seitenzahl, Angabe der Zeilennummern) angefertigt (vgl. ebd.: 727). Die verwendeten Intonationszeichen bzw. Transkriptionsregeln finden sich im Anhang I.

9.3.8. Auswertungsprozess

Der Auswertungsprozess sollte möglichst viele Erkenntnisse über MmD aus biopsychosozialer Perspektive hervorbringen. Die Analyse begann dafür beim Fall von Frau C., da dem Verfasser bekannt war, dass sich deren reflektierte Äußerungen zur Demenzwahrnehmung und -bewältigung gut für die Theorieentwicklung eignen würden. Anhand des Falles von Frau C. wurde das erste theoretische Sampling (vgl. Corbin 2003: 71) entwickelt, wobei zu Beginn möglichst viele potenzielle Kategorien entdeckt und möglichst viele Hypothesen über die Beziehungen der Kategorien aufgestellt werden sollten.

Anhand der Datenerhebung wurden aus den Transkripten differenzierte Rohdaten zu Konzepten[90] mit höherem Abstraktionsniveau verdichtet. Die Konzepte wurden benannt und zu Kategorien zusammengefasst. Der gesamte Analyseprozess wurde durch theoriegenerierende W-Fragen in Bezug auf das zu untersuchende Phänomen aufgebrochen und durch das Anfertigen von Memos und Diagrammen begleitet (vgl. Mey 2010: 621). Der Prozess des Kodierens wird in drei Basistypen unterteilt, wobei es beim Gebrauch zu Überlappungen kommen kann (vgl. Corbin 2003: 73):

Begonnen wurde mit dem *offenen Kodieren.* Fall für Fall wurden Ereignisse auf ihre Ähnlichkeit und Unterschiede verglichen. Ereignisse, die konzeptuell aufgrund ihrer Merkmale und Dimensionen ähnlich waren, wurden gruppiert, sodass Kategorien gebildet wurden (vgl. ebd.). Dimensionen konnten dann ausgemacht werden, wenn sich Aspekte oder Eigenschaften auf einem Kontinuum anordnen ließen (vgl. Böhm 2004: 478). Für die Bezeichnung von Kodiereinheiten wurden „In-vivo-Codes" (Mey 2010: 620) verwendet, die direkt aus den transkribierten Textpassagen der InterviewpartnerInnen abgeleitet wurden. Z. B. wurde aus der Aussage *„Ich fühle mich gar nicht dement."* (G1, S. 16, 534) eine Kodiereinheit für die Kategorie *kein Krankheitsempfinden* gewonnen.

Der nächste Schritt, das *axiale Kodieren,* bewirkte eine weitere Verfeinerung und Differenzierung der gebildeten Konzepte zu Kategorien. Dafür wurden um die Kategorien herum Beziehungsnetze aus Eigenschaften und Dimensionen gebildet (vgl. Böhm 2004: 479). Zur Anwendung kamen hier das Kodierparadigma (siehe Grafik 1) bzw. das paradigmatische Modell nach Strauss & Corbin (1990), sodass die zuvor isoliert betrachteten Phänomene der *Selbsterhaltung* in einen Strukturzusammenhang gebracht werden konnten. Das Phänomen wurden in (1) *Ursachen* des zu untersuchenden (2) *Phänomens,* deren (3) *Kontexte,* relevante (4) *intervenierende Bedingungen,* phänomenbezogene (5) *Handlungen* und interaktionale *Strategien* sowie deren (6) *Konsequenzen* aufgeschlüsselt (vgl. Strübing 2014: 24).

---

[90] In den Rohdaten werden Ereignisse und Vorfälle ausgemacht und zu Konzepten gruppiert. Konzepte sind innovative plausible Erklärungen lebendiger Erfahrung (vgl. Corbin 2003).

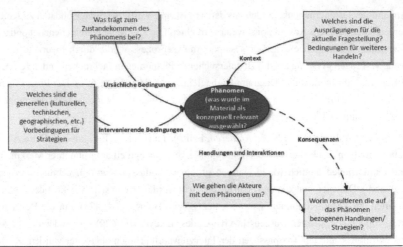

Grafik 1: Kodierparadigma nach Strauss (Strübing 2014: 25)

Der dritte Typ des Kodierens wird *selektives Kodieren* genannt. Hierfür bestanden bereits gut entwickelte Kategorien (Subjektive Demenzwahrnehmung, Bewältigungsstrategien aus der Innenperspektive, Biographie, soziale Kontexte etc.). Um das Hauptthema, welches das untersuchte Phänomen in seiner breiten Bedeutung wiedergibt, wurden die restlichen Kategorien angeordnet (Demenzwahrnehmung auf der Ebene des Selbst, Demenzwahrnehmung im sozialen Kontext, Bewältigungsstrategien auf der Ebene des Selbst, Bewältigungsstrategien im sozialen Kontext etc.) (vgl. Corbin 2003: 74). Das zentrale Phänomen der Selbsterhaltung wurde als Kernkategorie bezeichnet und zeichnete sich durch vielfältigen Relationen und die zentrale Stellung im Begriffsnetz aus. In der späten Phase des selektiven Kodierens geht es um das Schließen von konzeptionellen Lücken für das theoretische Sampling (vgl. Böhm 2004: 482).

Durch den begangenen Forschungsprozess sollte ein möglichst hoher Grad der Verallgemeinerbarkeit der gewonnenen Daten für die Theorie erzielt werden. Dies wurde durch Verdichtung der entwickelten Kategorien, mittels differenzierten Ausprägungs- und Merkmalsbeschreibungen vorgenommen. Die Datensammlung und -auswertung wurde solange betrieben, bis die theoretische Sättigung erreicht war, sprich keine neuen Konzepte und Kategorien aus den Daten emergierten. Eine Theorie gilt jedoch nie als abgeschlossen, sondern nur als vorläufig, da sich bei Phänomen immer Veränderungen ergeben können (vgl. ebd.: 484). Z. B. im Fall der Alzheimerdemenz könnte eine kausale Therapie gefunden werden, wodurch sich die Rahmenbedingungen und die Bewältigungsstrategien der Betroffenen ändern würden. Dieses Szenario ist jedoch derzeit leider nicht absehbar.

9.3.9. Theoretisches Sampling

Ausgehend von den reflektierten Äußerungen von Frau C. wurde die Hypothese gebildet, dass Betroffene ihre Beeinträchtigungen wahrnehmen und sich ihrer Bewältigungsstrategien bewusst sind wodurch ein offenes Gespräch über Unterstützungsangebote und Wünsche und Bedürfnisse bezüglich des Umgangs möglich ist:

R: Wir sprechen über die Demenz. Wie Sie sie bewältigen und wie Sie sie erleben. Und wie man Ihnen dabei behilflich sein kann.
C: Ja, das ist irgendwie nichts Homogenes. Es ist irgendwie so veränderlich. Ja, es gibt Tage, wo, wo alles funktioniert. Meistens wenn es ruhiger ist. Was bei mir also schon störend ist, wenn es sehr hektisch ist. Also, wenn viele Leute ein und ausgehen, oder wenn über Sachen gesprochen wird, die nicht unbedingt mich angehen. ... Ja, ich merk halt manches Mal, dass ich vergesslich bin ... Ja, auf der anderen Seite ist es noch nicht so eklatant, dass ich sagen müsste, das funktioniert alles nicht mehr. (C2, S. 1, 1-8).

Als nächstes wurde ein Maximalvergleich, um die Hypothese an der Realität der Daten zu testen, angestrebt. Dafür wurde der Fall von Frau G. analysiert, da diese angab keine dementiellen Beeinträchtigungen wahrzunehmen und von einer Besserung ihres kognitiven Zustandes ausging:

G: Im Moment fühle ich mich überhaupt nicht krank diesbezüglich.
R: Sie fühlen sich nicht krank.
G: Ich bin auch nicht vergesslich. Ich kann nicht klagen. Ich muss mir auch nichts notieren.
R: Sie merken keine Beeinträchtigung?
G: Nein, das war schon schlimmer. Also es gab schon Zeiten, wo ich gemerkt habe, aha ich bin vergesslich. Ich muss mir aufschreiben und so weiter. (R: Okay) Das habe ich momentan überhaupt nicht. (G1, S. 1, 3-10).

Für das theoretische Sampling zeigte sich, dass die ursprünglich gebildete Hypothese der Realität nicht standhielt und weitere Konzepte und Kategorien nötig wurden. Die erhobenen Daten gaben dabei die Entwicklungsrichtung der Theorie an. Für das theoretische Sampling kristallisierte sich das Phänomen der Selbsterhaltung als Kernkategorie (siehe paradigmatisches Modell: Grafik 2) heraus. Diese stand im Zentrum und die meisten Prozesse, Dimensionen und Beziehungen zu den weiteren Kategorien ließen sich davon ableiten. Die gezielte

Suche nach Variationen und Differenzierungen für die Kernkategorie in ihren Dimensionen und das sie umgebende Beziehungsnetz führte schlussendlich zur theoretischen Sättigung.

9.3.10. Gütekriterien der Grounded Theory

Um den Gütekriterien der GT – Angemessenheit des Forschungsprozesses, empirische Verankerung der Forschungsergebnisse, Validität, Reliabilität und Glaubwürdigkeit der Daten und Plausibilität der Theorie (vgl. Breuer 2010: 109 f.) – zu entsprechen, werden der wissenschaftliche Zugang und das Vorwissen, der Forschungs- und Erhebungsprozess, die Auswahl der Studienteilnehmer, die Hypothesenprüfung und das theoretische Sampling ausführlich dargestellt. Die Auswertung und Auswahl der Kernkategorie wird im Ergebnisteil ausgeführt. Die Gültigkeit, Plausibilität und Bedeutsamkeit der theoretischen Ergebnisse wird in der Interpretation (Kap. 11) der Daten erläutert.

10. Ergebnisse

In Anlehnung an das Kodierparadigma (Strauss, Corbin 1990) wurde für die Datenauswertung ein theoretisches Arbeitsmodell (Grafik 2) erstellt. Dieses bietet eine Übersicht der Ergebnisse mit Darstellung der Verbindungen zwischen der emergierten Kernkategorie (*Selbsterhaltung*) sowie den Hauptkategorien (*subjektive Demenzwahrnehmung, Befindlichkeit, Bewältigungsverhalten* und *Wünsche und Bedürfnisse*) und den Unterkategorien. Die differenzierte Ergebnispräsentation in den weiteren Unterkapiteln wird begleitet durch den laufenden Bezug auf das paradigmatische Arbeitsmodell, um eine Verortung der einzeln ausgeführten Kategorien im gesamten, entwickelten theoretischen Bezugssystem zu gewährleisten. Im Folgenden wird das paradigmatische Modell dieser Studie zur Übersicht und Anleitung für die Ergebnisdarstellung beschrieben.

Im Zentrum des theoretischen Modells steht das *Phänomen bzw. die Kernkategorie* [1]) der Fähigkeit zur *Selbsterhaltung* bzw. zur Aufrechterhaltung der eigenen Persönlichkeit/ Identität von MmD. Die *ursächliche Bedingung* [2] dieses Phänomens ist die *dementielle Beeinträchtigung*, der biologische Abbauprozess. Der *Kontext* [3] spiegelt die Ausprägungen des Phänomens wider und kommt in der *subjektiven Demenzwahrnehmung* und deren Einfluss auf die *Befindlichkeit* der Betroffenen zum Ausdruck. Die *intervenierenden (Vor-)Bedingungen* [4] bestehen in den jeweiligen *Biographien* (Prägungen), den *sozialen Kontexten* (Wohnumgebung, Tageszentrum etc. und Interaktionen mit beteiligten Personen) sowie den *subjektiven Demenztheorien* (Selbstdefinition, Ursache, Verlauf, Stigmatisierung) der TN. Das *Bewältigungsverhalten* steht für die *Handlungen und Interaktionen* [5] der TN in Bezug auf das Phänomen. Als *Konsequenzen* [6] für ihr Handeln bestehen ihre *Wünsche, Bedürfnisse und Forderungen* nach Mündigkeit, Anerkennung und Toleranz.

Das theoretische Modell der *Fähigkeit zur Selbsterhaltung trotz dementieller Beeinträchtigungen* ist prozesshaft zu verstehen, denn die einzelnen Kategorien in ihren Dimensionen und Ausprägungen beeinflussen und bestimmen sich gegenseitig. Eine Veränderung der ursächlichen Bedingung hätte Auswirkungen auf gleichermaßen den Kontext, die Handlungen und Interaktionen als auch auf die intervenierenden Bedingungen, die Konsequenzen und das Phänomen als Ganzes. Würde beispielsweise eine kausale Therapie entdeckt, die einen Ausbruch einer Demenz verhindern, ihr Fortschreiten aufhalten oder die neurodegenerativen Veränderungen heilen könnte, würde dies Veränderungen auf allen Ebenen des theoretischen Modells zur Folge haben. Bedauerlicherweise ist mit diesem Szenario in absehbarer Zukunft nicht zurechnen.

Beim entwickelten Modell handelt es sich um ein bio-psychosoziales Modell (siehe Grafik 2). Der *biologische Faktor* besteht in der ursächlichen Bedingung des kognitiven Abbauprozesses und den daraus resultierenden dementiellen Beeinträchtigungen. Die Demenzwahrnehmung und -bewältigung und die Befindlichkeit der TN entsprechen als Kontext und Handlungsebene den *psychischen Faktoren*. Die *sozialen Faktoren* als intervenierende Bedingungen beeinflussen alle Bereiche des Modells. Ihre Auswirkungen werden umso größer, je weiter die Beeinträchtigungen der Betroffenen fortschreiten und je mehr deren Abhängigkeit vom sozialen Kontext steigt. Das theoretische Arbeitsmodell umfasst intra- und interpersonelle Mikroprozesse sowie Makroprozesse, die durch Politik, Gesellschaft, Medien und das Recht beeinflusst werden.

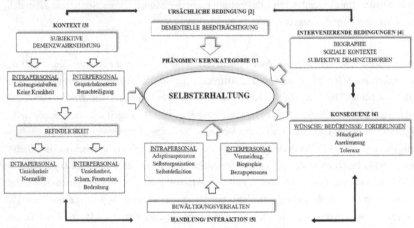

Grafik 2: Bio-psychosoziales Modell (Quelle: Eigene Darstellung)

10.1. Ursächliche Bedingung

Die ursächliche Bedingung im paradigmatischen Modell besteht im biologischen Faktor der dementiellen Beeinträchtigung. Im Kapitel über die medizinwissenschaftliche Perspektive (siehe Kap. 4) wurden die Ätiologie, die Symptome und der Verlauf von Alzheimerdemenzen bereits dargestellt. Eine ursächliche Therapie der Alzheimerdemenz, die das Fortschreiten des demenziellen Abbaus aufhalten, geschweige denn heilen könnte ist gegenwärtig nicht absehbar. Dass sich die ursächlichen Bedingungen der Demenz nicht verändern lassen, bedeutet nicht, dass die Betroffenen passive Opfer ihrer Beeinträchtigungen sind und dass sich an den bestehenden Bedingungen für MmD nicht wesentliche Verbesserungen erzielen lassen können. Die vorliegende Studie widmet sich infolgedessen nicht dem gegenwärtigen Dilemma, indem sich die Medizinwissenschaft befindet, die seit Jahren die diagnostischen

Möglichkeiten zur Früherkennung von Demenzen zwar verbessert, gleichzeitig jedoch di Demenz an sich erfolglos bekämpft. Diese Masterarbeit hat vielmehr die psychosozialen, veränderbaren Bedingungen von MmD zum Gegenstand, denen bisher zu wenig Aufmerksamkeit und Bedeutung beigemessen wurde, wie der geringe subjektorientierte Demenzforschungstand erkennen lässt.

10.2. Subjektive Wahrnehmung dementieller Beeinträchtigungen

Die meisten Erkrankungen, wie ein Schlaganfall oder eine Blindarmentzündung gehen mit bestimmten körperlichen Symptomen einher, die von den Betroffenen unmittelbar wahrgenommen werden und die sich häufig in Schmerzen als Warnsignal äußern. Bei einer Alzheimerdemenz beginnt der fortschreitende Abbauprozess des Gehirns jedoch zwanzig oder mehr Jahre früher, bevor sich die ersten Symptome überhaupt manifestieren und die Betroffenen die Beeinträchtigung bemerken (vgl. Gutzmann 2008: 16). Ein Krankheitsempfinden stellt sich bei den Betroffenen nicht plötzlich oder gar nicht ein, da sie kein direktes Leid wie Schmerzen oder Bewegungseinschränkungen empfinden. Die dementiellen Beeinträchtigungen schreiten in der Regel schleichend voran und die Betroffenen stehen vor der Herausforderung, dass sie sich kontinuierlich an die Veränderungen anpassen müssen. Im Rahmen der Betreuungstätigkeit und der Interviewführung zeigt sich, dass die TN, wenn sie nicht darauf angesprochen werden, nicht direkt über ihre Kapazitätseinschränkungen sprechen. In den Interviews ließen sich die TN aber durchaus auf die Konfrontation mit der Demenz ein und brachten ihre eigene Sicht der erlebten Einschränkungen zum Ausdruck.

Alle StudienteilnehmerInnen gaben an, kognitive Beeinträchtigungen wahrzunehmen, die sie an sich selbst oder im Kontext sozialer Interaktionen erleben. Wie die Grafik 2 veranschaulicht, können ihre Wahrnehmungen nach *intra-* und *interpersonalen* Kriterien unterteilt werden. Intrapersonal erleben die TN Leistungseinbußen, wobei sie kein Krankheitsempfinden verspüren. In sozialen Kontexten nehmen die TN Benachteiligungen wahr, die sich in Erfahrungen der Abwertungen und Exklusion äußern.

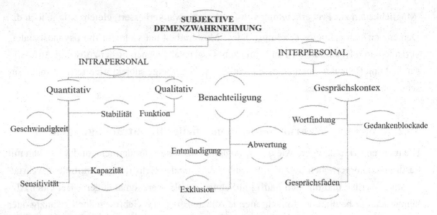

Grafik 3: Subjektive Demenzwahrnehmung (Quelle: Eigene Darstellung)

10.2.1. Intrapersonale Wahrnehmung

Die TN setzten ihre kognitive Kapazität und Leistung in einen Vergleich zu früher und erleben die Abnahme dieser Fähigkeiten im Kontext ihres fortschreitenden Alters. Sie nehmen
eine Reduktion *qualitativer* Funktion und *quantitativer* (Geschwindigkeit, Stabilität,
Sensitivität, Kapazität) kognitiver Leistung wahr. Aus der Schilderung von Frau W. geht
hervor, dass sie sich als nicht mehr so leistungsfähig wie früher, als instabiler und empfindlicher wahrnimmt:

R: Woran merken Sie es?
W: [...] Man ist einfach nicht mehr so leistungsfähig. Man hält nicht so viel aus. Man ist
irgendwie halt empfindlicher. (W1, S. 3, 86-89).

Eine Zunahme der *Vergesslichkeit* (Merkschwierigkeiten) wird von allen TeilnehmerInnen
bemerkt. Sie können sich meist nicht erinnern, was sie am Vortag mit wem und wo gemacht
haben. Die Einbußen erleben sie fluktuierend, also nicht homogen, sondern veränderlich
oder in Phasen. Dabei sagen drei der TeilnehmerInnen (Frau G., Frau W. und Herr E.) aus,
dass sich die Vergesslichkeit bei ihnen wieder gebessert hat und sie derzeit keine Beeinträchtigungen erleben, wie es die folgende Bemerkung von Frau G. zeigt:

R: Sie merken keine Beeinträchtigung?
G: Nein, das war schon schlimmer. Also es gab schon eine Zeit, wo ich gemerkt habe, aha ich bin vergesslich. Ich muss mir aufschreiben und so weiter. (R: Okay) Das habe ich momentan überhaupt nicht. (G1, S. 1, 7-9).

Innerhalb eines und zwischen einzelnen Interviews kam es hierbei auch zu unterschiedlichen und widersprüchlichen Angaben zu den erlebten Einbußen. Auf die Konfrontation mit der Demenz durch die Fragestellungen äußerten sich alle in der Regel beschwichtigend, wie Frau C. in diesem Beispiel:

R: Okay, also wir reden immer noch über die Demenz. (C: Ja) Wie Sie sie erleben, wie Sie damit umgehen.

C: [...] Ich hab' den Eindruck, dass ich zur Zeit ah (hustet) nicht allzu viele negative Erlebnisse hab' und schwer einschätzen kann, wie es weitergeht. Noch habe ich schon den Eindruck, dass es ziemlich passt. ... Ja, die Demenz. ... Ja, ich kann noch nicht sehr viel dazu sagen. Im Moment komme ich noch klar mit meinen Sachen und wie es dann weitergeht, weiß ich auch nicht. (C2, S. 1, 10-16).

Die widersprüchlichen Aussagen zu den wahrgenommenen, kognitiven Beeinträchtigungen lassen darauf schließen, dass die TN die Konfrontation mit den eigenen Defiziten meiden und Strategien zur Kompensation der Verlusterlebnisse anwenden. Alle TeilnehmerInnen sprachen in den Interviews auch offen über die von ihnen erlebten Einbußen. Z. B. tituliert Frau C. ihren Zustand an anderer Stelle als ein *„Durcheinander im Kopf"* (C1, S. 5, 162). Die Fluktuation der erlebten Leistungsfähigkeit führten die TN auf äußere Umstände zurück, wie hektische Situationen, die sich auf ihre Befindlichkeit auswirken. Sie berichten, dass es ihnen schwerer fällt unter emotionalem Druck verlässlich Gedächtnisfunktionen abzurufen und dass sie in Bezug auf ihre kognitive Leistungsfähigkeit sensibler auf das Klima, Wetterveränderungen und die häufige Müdigkeit reagieren. Zusammenfassend konnte festgestellt werden, dass die TN subjektiv qualitative Leistungseinbußen hinsichtlich der eigenen Funktionalität sowie quantitative Leistungseinbußen hinsichtlich der eigenen Kapazität, Stabilität und Sensitivität fluktuierend wahrnehmen. Die Vergesslichkeit bildet in diesem Kontext die am häufigsten erlebte, kognitive Beeinträchtigung.

10.2.2. Interpersonelle Wahrnehmung

In Kontext sozialer Interaktionen nehmen die TeilnehmerInnen wahr, dass sie den Gesprächsfaden verlieren oder Wortfindungsschwierigkeiten auftreten können. Gedankenblockaden in Gespräch können auftreten, wenn die TN eine Konfrontation mit ihren Defiziten erfahren:

R: Was ist heut' für ein Tag?
W: Sehen Sie und des ist etwas, was mir früher nie passiert wäre. Da denke ich mir, hoffentlich sage ich nichts Falsches und blockiere mich damit selber und sage, dann nichts, weil ich mir denke, das wäre peinlich, wenn ich etwas falsch sagen würde. (W4, S. 5, 136-141).

Die TN vermeidet die Konfrontation mit den eigenen kognitiven Schwächen und erlebt dabei eine gedankliche Blockade. Hier wird ersichtlich, dass der Gedankenblockade in der Wahrnehmung der TN eine Vermeidung von Defizitkonfrontationen vorausgeht.

Von Erlebnissen der persönlichen Abwertung, Entmündigung und Exklusion durch das soziale Umfeld berichten alle TeilnehmerInnen explizit, wobei diese in verschiedenen Kontexten erfahren wurden. Bemerkenswert ist der Fall von Herrn P., der trotz fortgeschrittener Sprachbeeinträchtigung über Erlebnisse aus dem Tageszentrum berichtet, das er zum Zeitpunkt der Interviews seit mehr als zwei Monaten nicht mehr besucht hat.[91] Aus seinen Schilderungen sind Erlebnisse der Exklusion (*„Ich bin dort untergegangen."* P3, S. 4, 101), der Abwertung (*„Ich bin ein Mann, der nichts kann."* P3, S. 1, 42 f.) und der Entmündigung zu entnehmen. Er konnte nicht nachvollziehen, warum er diesen negativen Umgang erfuhr, obwohl er in seiner Auffassung niemandem etwas angetan hatte (vgl. P3, S. 1, 13). Er berichtete, dass er dort als der *„Dumme"* (*„Ich war der Dumme."* P3, S. 4; 102) galt und sich eine Zeitlang deswegen aufgab (*„Ich habe eine Zeit wirklich aufgegeben."* P, S. 6, 7).

Eindeutig konnte nicht erhoben werden, ob die Bedrohung für ihn vom Personal oder anderen BesucherInnen des Tageszentrums ausging. Besonders an diesem Beispiel ist, dass Herr P., obwohl er der Klassifikation nach dem mittelschweren Demenzstadium (lt. MMS 15 Punkte) entspricht, Erlebnisse im Interview reflektiert, die Monate in der Vergangenheit zurückliegen. Seine Beeinträchtigungen führt er auf die sozialen Interaktionen und Kontexte

---

[91] Den Besuch des Tageszentrums hat er in Absprache mit seiner Ehefrau eingestellt, da er sich dort unsicher und bedroht fühlte.

zurück, die auf Stigmatisierungserfahrungen schließen lassen. Der Fall von Herrn P. ist ein Beleg dafür, dass MmD trotz fortgeschrittener, kognitiver Beeinträchtigungen keine Bewusstseinseintrübungen haben und die soziale Umgebung weiterhin wahrnehmen. Hier wird auch ersichtlich, dass mit dem Fortschreiten des kognitiven Abbauprozesses die Abhängigkeit vom sozialen Umfeld größer wird und die Betroffenen weniger Ressourcen zur Abwehr negativer Erlebnisse haben.

Von Erfahrungen der Entmündigung und Abwertung berichtet auch Frau W. aus ihrer direkten sozialen Umgebung. Ihr Mann würde sie als *„dumme Frau"* (W2, S. 1, 22 f.) und *„blöde Kuh"* (ebd., S. 4, 114) regelmäßig beschimpfen und sie der Lüge bezichtigen („*'Das stimmt überhaupt nicht! Du lügst!'"* ebd., 99). Sie sagt, dass er sich benehme wie der *„liebe Gott"* (ebd., 102), der immer in allem Recht haben möchte und ihre Schwächen dafür ausnütze. Sie gibt an, dass sie sich durch sein Verhalten bedroht und belastet fühlt. Sie äußert Trennungswünsche, sagt aber auch, dass sie mit ihrer Situation zufrieden sein muss, da sie sich ansonsten nur selber schaden würde (vgl. W4, S. 1, 2-4). Ihr Ehemann leidet unter einer schweren tumorösen Erkrankung und bekommt regelmäßig aggressive Zytostatika verabreicht, die ihm zusätzlich zu der hohen psychischen Belastung, der betreuende und pflegende An-/Zugehörige von MmD (siehe Fußnote 11, S. 7) ausgesetzt sind, zusetzt. Die belastete körperliche und psychische Verfassung ihres Mannes stellt einen Ressourcenverlust für Frau W. bei der Kompensation ihrer Einbußen dar, wobei sie meist die Ursache für die Wahrnehmung von Beeinträchtigungen auf ihren Mann zurückführt. Der Fall von Frau W. ist ein Beispiel dafür, wie ausschlaggebend die Personen-Umwelt-Passung für MmD ist, um Verlusterlebnisse erfolgreich und zufriedenstellend bewältigen zu können.

Herr E. führt das Verlusterlebnis, fahruntauglich zu sein, auf seine Ehefrau zurück, die das Fahrverbot nach seiner Auffassung durchgesetzt hat. Er empfindet dies als Eingriff in seine persönliche Freiheit und als Verlust seiner sozialen Rolle als guter Autofahrer. Seine Schwächen nimmt er fluktuierend war. Er selektiert und optimiert seine Mängel, indem er die erlebten dementiellen Beeinträchtigungen ausschließlich auf den Verlust der Fahrtauglichkeit einschränkt, die er nicht selbst verschuldet hat:

P: Was soll's. Man verblödet ja nicht daran. Man stirbt nicht daran. Ich kann nur nicht Autofahren. Es geht mir gut. (E1, S. 12, 392 f.).

Dass er tatsächlich nicht fahrtauglich ist, bezweifelt er, da er nur seiner Frau zuliebe nicht mehr Auto fahre. Die Bevormundung durch seine Frau stellt eine zusätzliche Belastung für ihn dar, wie er auf Englisch in indirekter Rede an sie gerichtet im Interview formuliert: *„Why didn't you treat a small problem like a small problem and a big problem like a big problem? But you, [...] treat everything like a problem."* (E4, S. 1, 18-20). Die Wahrnehmung seiner dementiellen Beeinträchtigungen wird beeinflusst von der Wirkung seiner Bewältigungsstrategien zur Kompensation von Verlusterlebnissen. Die Reduktion seiner Schwächen auf die Fahruntauglichkeit kann als Selektionsprozess verstanden werden, wobei er diesen durch die Externalisierung auf seine soziale Umgebung optimiert. Die erlebte Bevormundung seiner Frau führt er nicht auf die vermeintliche Selbst- bzw. Fremdgefährdung bei Aufrechterhaltung des Autofahrens zurück, sondern kompensiert dies als Überbewertung seiner Schwächen durch die soziale Umgebung.

Zusammenfassend kann über die TN gesagt werden, dass diese ihre Beeinträchtigungen in sozialen Kontexten (gedankliche Blockaden, Wortfindungsschwierigkeiten, Gedankenabreißen) wahrnehmen. Außerdem führen sie die Ursachen für erlebte Nachteile auf soziale Interaktionen zurück, in denen sie Abwertungen, Ausgrenzungen und Entmündigungen stigmatisierend erfahren.

10.2.3. „Ich fühle mich gar nicht dement."

Aus den Interviews mit den TN ließ sich erheben, dass diese kein subjektives Krankheitsempfinden haben: *„Ich fühl' mich gar nicht dement."* (G1, S. 16; 534). Die erlebten kognitiven Veränderungen werden nicht auf eine Erkrankung zurückgeführt. In ihrem Selbstverständnis befinden sie sich als funktionsfähig bzw. im Alltag kaum bis gar nicht beeinträchtigt. Ihre Verlusterlebnisse setzen sie, in Attribution zum normalen Alterungsprozess, als gewöhnliche Abnützungs- und Alterserscheinung, die in ihrem Verständnis (subjektive Demenz-Theorien) mit der Abnahme der geistigen Kapazitäten einhergeht. Folgende Äußerung von Frau G. führt dieses Selbstverständnis exemplarisch vor:

„Keine Schmerzen. Also, was soll ich da drüber grübeln und so weiter. [...] Es ist eine Schwächung, so wie die Kondition schwächer wird, werden halt gewisse andere Dinge auch etwas schwächer. Es ist nicht mehr so viel Kraft da, wie in jungen Jahren. Es ist im Grund genommen ein Alterungsprozess." (G3, S. 1-2, 59-63).

In ihrem Selbstverständnis grenzen sie die erlebten Einbußen von einer Erkrankung ab: *„Erkrankung nämlich wirklich nicht. Krank fühle ich mich wirklich nicht."* (E1, S. 10, 305).

Sie definieren ihre kognitiven Beeinträchtigungen als Zustand, kleine Probleme, Schwächen und/oder Verlangsamung. Das Wort und die Bedeutung der Demenz finden sie schrecklich und lehnen dieses für sich ab: *„Dieses Wort Demenz. Mein Gotteswillen. Das ist ja Verlust des Verstandes. Geisteskrankheit."* (E1, S. 11, 345 f.). Hier kann ein Zusammenhang zwischen fluktuierender Wahrnehmung der geistigen Schwächen und dem nicht vorhandenen Krankheitsempfinden bei den TN ausgemacht werden. Aus der Außenperspektive betrachtet gab keine der TN ein eindeutig übereinstimmendes Bild hinsichtlich der eigenen Fähigkeiten wider. Die Selbsteinschätzung wird offensichtlich von Selbstschutzmechanismen überlagert. Inwieweit neurogene Faktoren eine realistische Selbsteinschätzung bereits beeinflussen, lässt sich nicht erheben. Dass die TN ihren Zustand nicht als krankhaft definieren, wenn sie sich nicht krank fühlen, und kognitive Einschränkungen fluktuierend und/bzw. nur durch Konfrontation mit diesen wahrnehmen, wird aus der Perspektive der Betroffenen verständlich. Zudem schützen sie sich auf diese Weise vor der Positionierung als Demenzpatient. Das Ausbleiben einer Krankheitseinsicht bei den TN ausschließlich auf neurogene Abbauprozesse rückzuführen, wie in der Anosognosie-Forschung (Kap. 4.5.) der Medizinwissenschaft proklamiert wird, deckt sich nicht mit den erhobenen und ausgewerteten Daten. Die TeilnehmerInnen grenzen sich vielmehr bewusst von der sozialen Repräsentation der Demenz und der Zuschreibung Krankheit ab. Sie setzen somit aktiv Maßnahmen zur Kompensation der Verlusterlebnisse ein, weshalb hier den psychogenen Einflussfaktoren (also den intra- und interpersonalen Bewältigungsstrategien) ein weit größerer Anteil für die beobachtete Anosognosie zugesprochen wird.

Zusammenfassend kann über die subjektive Demenzwahrnehmung der Teilnehmenden festgehalten werden, dass diese kognitive Beeinträchtigungen bewusst erleben. Sie haben kein Krankheitsempfinden und de facto keine Krankheitseinsicht. Sie grenzen sich aktiv dagegen ab, demenzkrank zu sein, indem sie die erlebten Beeinträchtigungen als Zustand oder Schwäche definieren. Sie bemühen sich, den Schwächen keine große Bedeutung beizumessen, um Kontinuität zu erhalten und sich weiterhin als funktionsfähig und alltagstauglich wahrzunehmen.

Die Anosognosie bzw. das Ausbleiben einer Krankheitseinsicht trotz bestehender demenzieller Beeinträchtigungen ausschließlich auf neurogene Ursachen zurückzuführen, wie es im deterministischen Demenzmodell erfolgt, wird – so kann konstatiert werden – der Wirklichkeit der TeilnehmerInnen nicht gerecht. Aus den Erkenntnissen über die subjektive Wahrnehmung der Betroffenen konnte dagegen festgestellt werden, dass diese ihre Einbußen reflektieren und aktive Strategien zur Selbsterhaltung einsetzen.

10.3. Befindlichkeit

Die Wahrnehmung der dementiellen Beeinträchtigungen wirkt sich auf *intrapersonaler* und *interpersonaler* Ebene auf die Befindlichkeit der Interviewten aus.

10.3.1. Intrapersonale Befindlichkeit

Auf der intrapersonalen Ebene berichten die TeilnehmerInnen von einer empfundenen Unsicherheit durch die wahrgenommenen, kognitiven Einschränkungen. Sie fürchten sich vor einer fortschreitenden Vergesslichkeit und davor, dass sie in sozialen Interaktionen durch ihr Verhalten auffallen. Die TN berichten häufig über ein Gefühl der Müdigkeit, des Unausgeschlafenseins und über ein erhöhtes Schlafbedürfnis. Empörung, Frustration und Verzweiflung wird über die Unabänderlichkeit der erlebten Beeinträchtigungen geäußert.

Alle TeilnehmerInnen der Studie betonen jedoch, dass sie sich normal, funktionsfähig und als im Rahmen fühlen. Die erlebten Beeinträchtigungen werden relativiert, indem sie ihre Verfassung als z. B. *„noch nicht so eklatant"* (C2, S. 1, 7 f.) darstellen und/oder darauf verweisen, im Moment *„kein Problem"* (z. B.: C1, S. 1, 9; E6, S. 1, 26; G1, S. 17, 542) zu haben. Ersichtlich wird auch, dass sie aktiv Bemühungen einsetzen, um ihren Schwächen entgegenzuwirken, wie der folgende Dialogausschnitt mit Frau W. wiedergibt:

R: Aber, Sie sagen, Sie haben keine wirklichen Probleme.
W: Na, ich mein', ich versuche das auch zu verhindern, weil ich mir damit selber schade und damit wehtu'. (W4, S. 6, 183-185).

Die Bemühungen, aktiv gegen Verlusterlebnisse vorzugehen, um den gegenwärtigen Status zu erhalten bzw. widerherzustellen, können als klassische Kompensations- und Optimierungsprozesse gedeutet werden, wie sie im SOK-Modell von Baltes und Baltes (1990; siehe Kapitel 6.3.) beschrieben sind. Erfreulich sind jene Rückmeldungen der TN, nach denen sie mit ihrer Situation zufrieden sind, sich gut fühlen und keine Notwendigkeit sehen, an ihrer derzeitigen Lage, sofern diese so bleibt, etwas verändern zu müssen. Auch dieser Befund kann als eine erfolgreiche Orchestrierung von Selektion, Optimierung und Kompensation des Verlustes von Kapazitätsreserven gewertet werden, die ein eingeschränktes, aber zufriedenes und selbstwirksames Leben ermöglicht (vgl. Martin, Kliegel 2010: 74).

10.3.2. Interpersonale Befindlichkeit

Die Unterteilung der erlebten Befindlichkeit in *intra-* und *interpersonal* ist eine modellhafte, die sich in der Praxis nicht in dieser deutlichen Tendenz wiederfindet. Die Überlappungen zwischen selbst und sozialer Wirklichkeit in den Empfindungen der TeilnehmerInnen wird in den empfundenen Unsicherheiten erkennbar. Mit Unsicherheit umschreiben die TN häufig ihre empfundene Nervosität und Hektik in Verbindung mit sozialen Interaktionen. Die TN wollen „*nichts Falsches*" (W4, S. 1, 28; E1, S. 4, 118) sagen, sich nicht unpassend oder „*übertrieben*" (C1, S. 1, 18) verhalten, woraus die Unsicherheit resultiert, wie man auf die soziale Umgebung wirkt. Die StudienteilnehmerInnen schämen sich, bzw. es ist ihnen peinlich, wenn sie daran denken, dass sie ihren Angehörigen oder anderen Menschen „*zur Last fallen*" (E4, S. 1, 9), sich jemand über sie lustig machen könnte oder sie bedauert werden könnten. Schwächen werden aus Rücksicht vor Angehörigen, die man nicht belasten möchte, verheimlicht.

Das Gefühl der Bedrohung wird in sozialen Kontexten präsent, wie im Fall von Frau W., die sich durch ihren Mann ständig kritisiert und infrage gestellt fühlt oder wie Herr P., der sich im Tageszentrum ausgeschlossen und auf seine Defizite reduziert erlebte.

Resümierend wirken sich die wahrgenommenen, dementiellen Beeinträchtigungen der TN auf deren Befindlichkeit durch Unsicherheit, Scham, Frustration und Bedrohung aus. Die TN erleben sich trotz ihres Verlusterlebens und sozialer Benachteiligung aber als funktionsfähig und normal, sodass sie mit ihrer Lebenslage insgesamt zufrieden sind.

In der folgenden Grafik werden die Bewältigungsstrategien veranschaulicht:

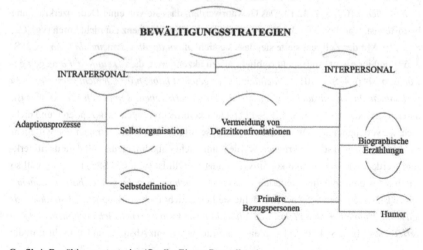

Grafik 4: Bewältigungsstrategien (Quelle: Eigene Darstellung)

10.4. Intrapersonale Bewältigungsstrategien

Eine dementielle Entwicklung verläuft progredient, d. h. der Abbau im Gehirn und der Verlust kognitiver und funktioneller Fähigkeiten schreiten fort. Menschen, die von einer dementiellen Beeinträchtigung betroffen sind, müssen laufend fortschreitende Verlusterlebnisse und deren Auswirkungen auf die Befindlichkeit kompensieren, um Kontinuität im Lebenslauf und ein positives Selbstbild aufrechtzuhalten. Dieser Entwicklungsprozess unterscheidet sich bei den TN, je nachdem über welche persönlichen und sozialen Ressourcen sie verfügen. Die erhobenen Bewältigungs- und Handlungsstrategien der TN werden im folgenden Kapitel dargestellt. Dabei werden sie in *intra-* und *interpersonale* Kontexte unterteilt, wie Grafik 4 veranschaulicht.

10.4.1. Adaptionsprozesse

Auf interpersonaler Ebene lassen sich bei den TN unterschiedliche Adaptionsprozesse feststellen, die Auskunft darüber geben, wie erlebte Beeinträchtigungen in die individuelle Lebensführung integriert werden und welche Anpassungen dabei durchlaufen wurden.

Der Fall von Frau C. kann hierfür als Paradefall ausführlich dargestellt werden, um den Anpassungsprozess von der Realisierung der ersten Anzeichen bis hin zur Akzeptanz der dementiellen Beeinträchtigungen zu rekonstruieren. Durch ihre differenzierten Schilderungen lässt sich die Spanne des Adaptionsprozesses ausmachen, der damit begann, dass die anfängliche Befürchtung zur Gewissheit wurde: *„Ich habe relativ früh eigentlich. Ich habe gewusst, dass ich das bekommen habe. Ich weiß zwar nicht, warum, und ich würde es gar nicht wollen."* (C2, S. 2, 42 f.). Das Gewahrwerden, dass sie von einer Demenzerkrankung betroffen ist, war für sie furchtbar und sie wollte das Wort Demenz gar nicht hören (vgl. C2, S. 2, 29). Mit der Zeit realisierte sie, dass sie sich *„nicht darüber schwindeln kann"* (C2, S. 3, 57) und ihr nichts Anderes übrigblieb, als zu akzeptieren, dass *„kein Kraut dagegen gewachsen ist"* (C4, S. 4, 101): *„Nachdem ich es gewusst habe, habe ich nicht versucht, es zu verleugnen, da ich mir dachte, wozu soll ich etwas verleugnen, wenn es eh klar ist, was ist, und was ist, ist eben."* (C3, S. 4, 109-111). Die Beeinträchtigungen zu akzeptieren und nicht mehr zu verleugnen, bedeutet jedoch nicht, diese offen nach außen zu tragen. Sie will nicht für ihre Schwächen ständig kritisiert werden, und nicht unbedingt jeder soll darauf aufmerksam werden, wie es um ihren kognitiven Status bestellt ist (vgl. C3, S. 5, 151). Sie will so „normal" wie nur möglich weiterleben: *„Wenn es nicht mehr geht, geht es halt nicht mehr"* (ebd., 132- 135). Ihre Schwächen möchte sie heute nicht mehr verleugnen: *„Also, das, was ich kann, kann ich noch und das, was ich nicht mehr kann, versuche ich auch nicht mehr zu verleugnen."* (C3, S. 4, 98 f.) Denn das wäre für sie wie ein Absturz, ein Rückschritt in die

Unklarheit, wodurch sie nicht mehr sagen könne, wie sie die Dinge sieht (vgl. C2, S. 3, 74-76).

Aus dem Fall von Frau C. wird ersichtlich, dass der Anpassungsprozess nicht statisch, sondern plastisch verläuft. Ihre Strategien hat sie im Verlauf der dementiellen Beeinträchtigungen an ihre innerlichen und äußerlichen Anforderungen unter den zur Verfügung stehenden Ressourcen für die Bewältigung adaptiert.

Auch Herr P. kann sich mit seinem Zustand abfinden und seine dementiellen Beeinträchtigungen akzeptieren: *„Wenn es so bleibt, kann man nichts verändern. [...] Ich bin zufrieden.“* (P1, S. 2, 39-43). Die Fallvergleiche weisen darauf hin, dass der Status der Akzeptanz im Adaptionsprozess eine emotional ausgleichende und stabilisierende Wirkung erzielt.

Im Gegensatz dazu lässt sich der momentane Status im Adaptionsprozess von Herrn E. als Widerstand und Kampf gegen das Vergessen bezeichnen, wofür er alle zur Verfügung stehenden Ressourcen mobilisiert (vgl. E2, S. 1, 10-13). Durch seine Schilderungen lässt sich ein Verlauf nachzeichnen, indem er bemerkt, dass man irgendwann damit aufhören müsse, sich wegen den erlebten Schwächen selbst zu bedauern (vgl. E1, S. 2, 39-42). Auch heute gibt es noch Momente, wo er sich fragt: *„Warum ich? Da gibt es doch Blödere.“* (E1, S. 3, 98). Er ist mittlerweile zu der Einsicht gekommen: *„Ich weiß, dass ich es habe und ich lebe damit.“* (E6, S. 12, 376). Seine Schwächen will er, wie Frau C., dabei nicht verdrängen. Er sieht sich selbst als Kämpfer, der abwarten und es aushalten kann, bis sich eine Verbesserung einstellt. Durch den Widerstand gegen die kognitiven Beeinträchtigungen erlebt er sich weiterhin als selbstwirksam, jedoch erfordert dieser Anpassungsprozess einen hohen Kraftaufwand, wodurch er sich häufig erschöpft fühlt und bei seiner sozialen Umgebung einen emotional unausgeglichenen Eindruck hinterlässt.

Auch Frau W. hat einen Weg gefunden, mit den dementiellen Beeinträchtigungen zurechtzukommen und auch bei ihr finden sich Anzeichen für einen Prozess. Frau W. berichtet, dass sie nicht damit gerechnet hat, dass sie *„irgendwann so einen Zustand erreicht“* (W1, S. 2, 48-49). Ihr wurde jedoch im Verlauf, wie Frau C. und Herrn P., bewusst, dass ihr *„keine andere Wahl“* (W2, S. 4, 124) bleibt, als anzuerkennen, *„dass es ebenso ist, wie es ist“* (W1, S. 3, 71). Sie sagt, *„man muss zufrieden sein“* (W4, S. 1, 2), um damit zurechtkommen zu können, *„sonst würde man sich selber noch mehr schaden“* (W4, S. 1, 4). Auch an ihrem Fall lässt sich erkennen, dass den Betroffenen die kognitiven Beeinträchtigungen anfänglich unangenehm bewusstwerden und ihnen nichts Anderes übrigbleibt, als sich im Rahmen ihrer Möglichkeiten daran anzupassen.

Die Lebenslage von alleinstehenden MmD ist in der qualitativen Demenzforschung bisher noch kaum beschrieben, weshalb die Falldarstellung von Frau G. als besonders hervorge-

hoben werden kann, wenn sie über sich aussagt: *„Ich lebe hier alleine. Ich muss zurechtkommen."* (G3, S. 4, 102). Frau G. ist sich bewusst, dass die Demenz nun mal da ist und
sie mit ihr leben muss (vgl. G1, S. 7, 215). Bei Sachen, die sie sich merken oder im Gedächtnis behalten sollte, nimmt sie wahr, dass sie gedanklich abgleiten kann. In ihrer Vorstellung hat sich ihr Zustand jedoch verbessert. Was sie sich weniger merkt, bezeichnet sie
als uninteressant und als nicht von Belang (vgl. G2, S. 9-8, 298-302): *„Die lösche ich ganz
einfach."* (G2, S. 9-8, 301 f.), D. h. unangenehme Defizitkonfrontationen entfernt sie aus
ihrem Gedächtnis. Da die Demenz keine Schmerzen verursacht, müsse sie sich nicht damit
auseinandersetzen und könne damit leben und fertig werden (vgl. G3, S. 1, 21-24). Hier
erwächst dem Umstand, dass sie alleinstehend ist, ein Vorteil, da sie weniger mit den eigenen Defiziten konfrontiert wird, als dies bei den TN in Partnerschaften oder familiärem
Umfeld der Fall ist: *„Mein Umfeld ist nicht so groß, deshalb ist das nicht mein Problem."*
(G1, S. 17, 548).

Frau G. ist sich ihrer dementiellen Veränderungen bewusst, jedoch bessern sich diese in
ihrer Vorstellung. Den Defiziten misst sie keine große Bedeutung bei und verbannt diese
wissentlich aus ihrem Bewusstsein.

In allen fünf Fällen lässt sich ein aktiver Adaptionsprozess zur Kompensation und Integration der kognitiven Beeinträchtigungen über den Verlauf nachweisen. Die wahrgenommenen Veränderungen werden von den TN unterschiedlich verarbeitet und durch Techniken
wie der Akzeptanz, des Widerstands, des Hinnehmenmüssens als auch des Löschens der
eigenen Defizite bewältigt. Die angewandten Strategien werden an die jeweiligen inneren
Bedürfnisse, die äußerlichen Anforderungen und vorhandenen Ressourcen angepasst.

10.4.2. Selbstorganisation

Die TN organisieren sich selbst, um Verlusterlebnisse zu kompensieren und/oder diesen
entgegenzuwirken. Dafür lassen sich folgende Handlungs- und Bewältigungsstrategien unterscheiden:

- Optimierung geistiger Fähigkeiten
- Einsatz von Hilfsmitteln
- Selbstschutz

Zur Optimierung bestehender kognitiver Leistungsfähigkeit lassen sich folgende Strategien
bei den TeilnehmerInnen erkennen:

- Intensionen zur Erhaltung geistiger Fähigkeiten
- Selbstinitiierte Aktivitäten zum Erhalt geistiger Fähigkeiten
- Professionell angeleitete Aktivitäten

- Aktivitäten unter Druck vermeiden
- Selbstkontrolle

Alle TN äußern *Intensionen* zur Erhaltung bzw. Optimierung ihrer geistigen Fähigkeiten. Sie geben an, dass sie sich besonders *„bemühen"* (C3, S. 5, 141; W1, S. 9, 274; P3, S. 2, 62) und *„konzentrieren"* (G2, S. 9, 298; C1, S. 5, 143), um im Rahmen ihrer Möglichkeiten auf ihr Gehirn einzuwirken, damit es ihnen die Informationen gibt, die sie abrufen möchten (vgl. C3, S. 5, 143-146). Im Fall von Herrn E. geht die Intension so weit, dass er nicht aufhören will zu *„kämpfen"* (E2, S. 2, 40), bis sich die Demenz zum *„Teufel"* (E6, S. 3, 78) geschert hat. Er verweist auf seine Waffen im Kampf gegen die Demenz und zeigt dabei auf seine Bibliothek (vgl. E6, S. 12, 378). Er zwingt sich zum *„Auswendiglernen"* (E6, S. 3, 67) von Gedichten zwecks Übung und schreibt weiterhin an verschiedenen Buchprojekten (vgl. E4, S. 1, 18-20), wodurch er den Abbauprozess verlangsamen und ihm entgegen steuern möchte (vgl. E6, S. 10, 321 f.).

Auch von den anderen TN werden *selbstinitiierte Aktivitäten,* wie Gedächtnisübungen (Kreuzworträtsel, Sudoku), körperliche Aktivitäten (Spaziergänge), Lesen und das Besuchen von kulturellen Veranstaltungen (Theater, Kino, Ausstellungen, Bälle) genannt. Bis auf Frau W. nehmen alle Befragten *professionell angeleitete Aktivitäten* zur Optimierung ihrer kognitiven Fähigkeiten durch Gedächtnistraining in Tageszentrum oder bei ihnen zuhause in Anspruch.

Die TN berichten davon, dass sie alltägliche Anforderungen am besten ohne Druck erledigen können oder, dass wenn ihnen im Moment etwas nicht einfällt, es nicht hilfreich ist, sich selbst unter Druck zu setzten. Am Fall von Frau C. lässt sich diese Dynamik gut beschreiben: *„Es nutzt [...] einfach oft nichts, wenn ich verzweifelt versuche nachzudenken"* (C1, S. 5, 153 f.). *„Je mehr ich es wissen will, desto weniger geht es"* (ebd., S. 3, 78). *„Meistens kommt es dann eh irgendwann, aber meistens, dann halt später."* (ebd., S. 5, 154 f.). Für Frau C. entspricht die Demenz einem *„Bild der Verlangsamung"* (C2, S. 1, 19) und sie hat gelernt, sich zu konditionieren, dass sie mit dem Prozess der Verlangsamung zurechtkommen kann (vgl. C3, S. 5, 149). Auch Frau C. ist sich bewusst, dass sie in Situationen, in denen sie sich unter Druck versetzt fühlt, weniger gut funktioniert (vgl. C4, S. 5, 155-164).

Optimierungsversuche äußern auch Herr E. und Frau G. in Form von Selbstkontrolle. Sie geben an aufzupassen, wie sie denken und handeln (vgl. E6, S. 5, 135) und versuchen ihr Verhalten zu steuern bzw. vermeidbaren Fehlleistungen entgegenzuwirken (vgl. E6, S. 5, 137; ebd. S. 10, 321 f.). Ihnen ist es wichtig alles im Griff zu haben, um sich als selbstwirksam und als in Ordnung zu erleben (vgl. G1, S. 14, 470).

Hilfsmittel wie Kalender, Uhren mit Datumsanzeige, Zeitungen, Notizen oder Erinnerungs-
stützen werden von allen TeilnehmerInnen eingesetzt, um ihren Alltag zu organisieren. Der
Kalender ist im Fall von Frau G. und Herrn E. ein wesentliches Instrument für die Bewältigung ihrer Beeinträchtigungen: *„Wenn ich mich frage, was habe ich gestern getan [...], dann
schaue ich in den Kalender."* (E6, S. 5, 139 f.).

Frau G. bewältigt ihren Alltag, da sie alleinstehend ist, ohne fremde Unterstützung. Nach
dem sie festgestellt hat, dass sie vergesslicher geworden ist, hat sie begonnen mehr aufzu-
schreiben (vgl. G1, S. 1, 14 f.). Seitdem macht sie sich *„gerne Notizen"* (G2, S. 2, 30) und
ihr *„Kalender ist etwas Wichtiges"* (G2, S. 2, 38). Sie fertigt Erinnerungsnotizen an und
platziert gezielt Merkhilfen in ihrer Wohnung (vgl. G2, S. 14, 447 ff.). Ihre finanzielle
Selbstständigkeit erhält sie sich, indem sie sich *„mit der Bank so organisiert [hat], dass
laufende Zahlungen ganz einfach abgebucht werden"* (G3, S. 5, 154 f.). Wie die Beispiele
von Frau G. und Herr E. zeigen, können Betroffene durch den Einsatz von Erinnerungshilfen, Kalendern und anderen Orientierungshilfen Defizite kompensieren und Autonomie erhalten.

In Bezug auf die Selbstorganisation lässt sich neben der beschriebenen Optimierung der
geistigen Fähigkeiten und dem Einsatz von Hilfsmitteln ein gewisser Selbstschutz der TN
erkennen. Dieser drückt sich in Verdrängungs- und Verleugnungsmechanismen aus, die die
TN bewusst zum Schutz und zum Erhalt ihrer Persönlichkeit einsetzen. So vermeiden sie es
bewusst, sich mit der Vorstellung des fortschreitenden geistigen Abbaus zu beschäftigen:
„Das versuche ich jetzt irgendwie draußen zu lassen, diese Vorstellung." (C3, S. 3, 90).
Damit schützen sie sich selbst, denn *„wieso soll man so etwas denken, wenn es einem normal und gut geht?"* (W1, S. 2, 56 f.). Situationen, die sie mit ihren Defiziten konfrontieren
könnten, vermeiden sie, wie beispielsweise Gespräche über zeitliche Zusammenhänge:
„Sage gar nichts, damit ich es nicht falsch sage." (W4, S. 1, 21 f.).

Die TN berichten von gezielter und/oder bewusster Verdrängung, da es ihnen dadurch besser gelingt, sich okay zu fühlen, wenn sie den kognitiven Abbauprozess nicht voll mitbe-
kommen (vgl. G2, S. 16, 513 f.). Auch Herr E. gesteht auf die Frage, ob er nicht schon vor
der Diagnosestellung eine Veränderung bemerkt hat ein, dass er dies wahrscheinlich verdrängt hat, was ja kein Verbrechen sei (vgl. E1, S. 10, 332 ff.). Besonders bei Frau G. wird
ersichtlich, dass die Verdrängungsleistung gut funktioniert, da sie alleinstehend ist und nicht
regelmäßig durch die soziale Umgebung mit Defiziten konfrontiert wird. Sie kann sich
dadurch als nicht krank und nicht vergesslich betrachten (vgl. G1, S. 17, 545; ebd. S. 1, 11
f.). Wenn sie im Rahmen des Interviews mit ihren Defiziten konfrontiert wird, meint sie,
dass es pure Eitelkeit sei, wenn sie ihre Schwächen verdrängen würde (vgl. G2, S. 12, 370
f.). Das kann wiederum als ein Anzeichen für den Erhalt eines positiven Selbstbildes geltend

gemacht werden, wofür sie Fehlleistungen aus dem Gedächtnis löscht (vgl. G2, S.10, 301 f.).

Die TN kompensieren ihre Verlusterlebnisse durch Selektionsprozesse, indem Defizitkonfrontationen vermieden und Fehlleistungen verdrängt werden. Sie richten ihren Fokus auf verbleibende Fähigkeiten und Ressourcen und setzen Mittel, Handlungen und Strategien zur Optimierung – wie z. B. Intensionen zur Erhaltung geistiger Fähigkeiten, selbstinitiierte Aktivitäten zum Erhalt geistiger Fähigkeiten, professionell angeleitete Aktivitäten, Aktivitäten unter Druck vermeiden, Selbstkontrolle – ein.

10.4.3. Selbstdefinition

Die TN definieren sich durch die Strategien der *subjektiven Bewertung*, der *Abwendung von Stigmatisierung* und der *positiven Selbstdarstellung* nicht als krank und nicht als „*Demenzpatienten*" (G3, S. 2, 37; E1, S. 1, 29; W1, S. 5; 136). In ihrem Selbstverständnis bewerten sie die Beeinträchtigung als „*Zustand*" (W1, S. 6, 183; G2, S. 3, 56; E1, S. 5, 93) oder als „*Schwäche*" (G2, S. 2, 60; E6. S. 7, 200), wie folgende Aussage veranschaulicht: „*Es ist eine Schwächung, so wie die Kondition schwächer wird, werden halt gewisse andere Dinge auch etwas schwächer. Es ist nicht mehr so viel Kraft da wie in jungen Jahren. Es ist im Grund genommen ein Alterungsprozess.*" (G3, S. 2, 59-62). In Attribution an das normale Altern werden die Verlusterlebnisse auf eine Alterserscheinung, einen Alterungsprozess, eine Abnützungserscheinung oder als Folgeerscheinungen einer anderen Erkrankung zurückgeführt.

Nicht nur Frau G. ist der Meinung, dass sich ihr Zustand verbessert hat. Auch Frau W. und Herr E. gehen hoffnungsvoll davon aus, dass es in absehbarer Zeit ein Mittel zur Besserung (vgl. E1, S. 3, 96; W1, S. 5, 139) geben wird. Durch ihre subjektive Beurteilung verbessern sie die Prognose für ihren Verlauf und schützen sich somit vor Defizitkonfrontationen.

Mit der stigmatisierenden Positionierung als Demenzpatienten können sich die TN nicht identifizieren. Frau C. will das Wort Demenz gar nicht erst hören, da es bei ihr Angst erzeugt und sie es noch immer schrecklich findet (vgl. C2, S. 2, 29). Auch Herr E. findet das Wort furchtbar: „*Dieses Wort Demenz. Mein Gottes Willen. Das ist ja Verlust des Verstandes. Geisteskrankheit.*" (E1, S. 11, 345 f.) Seiner Meinung nach sollte der Begriff geändert werden, um den Betroffenen zu helfen. Von der Positionierung Demenzerkrankung grenzt er sich ab, indem er auf seine Erfahrungen im Tageszentrum verweist, wo wirklich leicht Geschädigte seien, die er als Leute, die halt gar nichts verstehen, mit denen man kaum reden kann, bezeichnet (vgl. E3, S. 1, 1-10). Auch Herr P. grenzt sich von anderen Demenzbetroffenen ab, indem er zwischen sich und den anderen BesucherInnen im Tageszentrum unterscheidet: „*Die Mehrzahl sind ältere Menschen und nicht so schöne Burschen wie du*

und ich." (P2, S. 1, 26 f.) Frau G. kann sich nicht damit identifizieren, dement zu sein, da
für sie Demenz Mängel im Denken bedeutet, was sie bei sich nicht ausmachen kann (vgl.
G1, S. 1, 23-26). Herr P. und Frau W. berichten von Erlebnissen stigmatisierender Interaktionen aus ihrem Alltag, wobei Herr P. sagt, dass ihm die Rolle des Dummen im Tageszentrum zugeschrieben wurde und er dadurch das Gefühl hatte unterzugehen (vgl. P3, S. 4, 101
f.). Frau W. schildert, dass sie ihr Mann regelmäßig beschimpfen und sie als die dumme
Frau dastehen lassen würde (vgl. W2, S. 1, 22 f.). Die Angst als dumm deklassiert zu werden, findet sich auch bei den anderen TN als Angst vor Stigmatisierung. Durch ihr Verhalten
wollen sie auf keinen Fall auffallen oder dafür bemitleidet werden (vgl. E6, S. 4, 115; C1,
S. 1, 18; G3, S. 3, 69 f.), wie es Herr E. treffend formuliert: *„Ich möchte nicht das bedau-
ernswerte große Dings sein.*" (E2, S. 2, 41 f.).

Bei allen TN finden sich *positive Selbstdarstellungen* ihres Zustandes als gesund, normal,
unbeeinträchtigt und funktionsfähig. Sie verlagern ihre Aufmerksamkeit auf bestehende Fähigkeiten und messen Defiziten keine große Bedeutung bei, was als Selektionsprozess interpretiert werden kann, wodurch ein positives Selbstbild und Kontinuität im Lebenslauf
erhalten bleibt. Ihnen ist es wichtig, ein Bild der Normalität zu verkörpern, als funktionie-
rende Person im Rahmen der Normalität (vgl. C3, S. 2, 46-47) zu erscheinen, die sich normal fühlt und verhält sowie ihre Anforderungen autonom bewältigen kann (vgl. C2, S. 1,
15; G1, S. 1, 18). Ihrer Selbstbeschreibung zufolge haben sie keine Probleme, sind belastbar,
stabil, fähig und voll funktionstüchtig (vgl. C3, S. 3, 86; E6, S. 5, 134; E6, S. 3, 81 f.; G1,
S. 14, 367-370).

Zusammenfassend kann festgestellt werden, dass die TN Stereotype über Demenzkranke
internalisiert haben, die überwiegend das fortgeschrittene Stadium der Demenz repräsentieren. Vor der Positionierung als Demenzkranke schützen sich die TN, indem sie ein positives
Selbstbild konstruieren und nicht auf die assoziierten, negativen Eigenschaften und Verhaltensweisen reduziert werden wollen.

10.5. Intrapersonale Bewältigungsstrategien

Die bei den TN in sozialen Kontexten (An-/Zugehörige, Freunde/Bekannte, Betreuungsper-
sonen, Tageszentrum) erfassten Bewältigungs- und Handlungsstrategien zur Kompensation
erlebter Beeinträchtigungen können in die folgenden drei Kategorien eingeteilt werden:

* Vermeidung und Abwehr von Defizitkonfrontationen
* Biographische Erzählungen
* Primäre Bezugspersonen
* Humor

10.5.1. Vermeidung und Abwehr von Defizitkonfrontationen

Die TN setzen Handlungs- und Bewältigungsstrategien in sozialen Interaktionen zur Vermeidung und/oder Abwehr von Defizitkonfrontationen ein. Die Vermeidung von Fehlleistungen in sozialer Umgebung findet ihren Ausdruck in Zurückhaltung. Herr P. berichtet, dass er bei empfundener Unsicherheit in sozialen Kontexten zurückhaltender sei und vermehrt in die Rolle des Zuhörers schlüpfe, wodurch er seine kognitiven Einschränkungen besser verbergen könne (vgl. E1, S. 1, 4-9). Aus Rücksicht und aus Scham vor seiner Frau würde er zudem seine Defizite vor ihr verheimlichen, indem er diese ihr gegenüber nicht offen anspreche (vgl. E1, S. 7-8, 234 f.). Auch Frau C. schützt sich, indem sie vorhandene Defizite wissentlich vor ihrer sozialen Umgebung verbirgt, indem sie *„darüber schwindelt"* (C3, S. 1, 18 f.).

Unerwünschte Konfrontationen wenden die TN in Konversationen ab, wie Frau W., die Fragen ausweicht, die sie verunsichern (vgl. W4, S. 1-2, 26-30). Selektion als Bewältigungsstrategie findet sich in sozialen Kontexten, wenn die Aufmerksamkeit auf kognitive Einschränkungen vermieden bzw. davon abgelenkt werden soll. Frau W. z. B. führt die Verantwortung für wahrgenommene Beeinträchtigungen beinahe ausschließlich auf das aggressive Verhalten ihres Mannes zurück und versteht sich darin, die Aufmerksamkeit in einem Gespräch von sich selbst abzulenken, indem sie ihr Gegenüber auffordert, eine Lösung für ihre Probleme zu finden: *„Merkschwierigkeit. Wobei sicher. Das hat bei meiner Erkrankung sicher seine gewissen Auswirkungen, aber das Verhalten meines Mannes macht sicher, den größten Einfluss. (R: Ja) Aber bitte, auch damit muss ich zurechtkommen. Und ich wünsche mir, dass sie jetzt für mich die super Idee haben."* (W2, S. 1-2, 28-31) Die TN weichen unangenehmen Konfrontationen außerdem durch Äußerungen über empfundene Müdigkeit oder dem Gefühl, unausgeschlafen zu sein, aus. (vgl. C5, S. 5, 157 f.).

Wenn die TN mit Fragen zu ihren kognitiven Beeinträchtigungen konfrontiert werden, reagieren sie mit positiven Selbstdarstellungen, in denen sie sich als gesund und unbeeinträchtigt präsentieren. Frau C. antwortet, dass sie nicht viele negative Erlebnisse habe, alles in Ordnung sei und dass sie mit allen Anforderungen zurechtkomme (vgl. C2, S. 1, 12-16). Herr E. reagiert auf die Frage mit einem Verweis auf seinen hohen IQ, der doch beruhigend sei (vgl. E1, S. 10, 326-329). Frau G. entgegnet, dass man mit 77 Jahren schon ein bisschen etwas vergessen dürfe (vgl. G2, S. 14, 462-467). Die positive Selbstpräsentation dient der Abwehr und Vermeidung von Defizitkonfrontationen. Durch Selektionsprozesse erhalten sie ein gesundes und intaktes Selbstverständnis, womit sie sich gegen die Zuschreibung als Demenzpatient schützen

10.5.2. Biographische Erzählungen

Die TN schildern biographische Erzählungen, um eigene Rollenbilder in sozialen Kontexten zu präsentieren. Dafür verweisen sie auf erbrachte Leistungen und Aufgaben (Beruf, Kinder), ausgeübte Aktivitäten (Reisen, Kultur) und Erinnerungen aus der Kindheit (Eltern, Geschwister, Freunde, Schule, Krieg). Die Bewältigungs- und Handlungsstrategien der TN lassen biographische Bezüge (Prägung) erkennen und werden dadurch verständlicher. Z. B. wird die Bedeutung der Sparsamkeit von Frau G. angesichts ihrer Schilderung über ihre Kindheit in Armut und Krieg und ihren geschiedenen Ehemann, der ein Schuldenmacher gewesen sein soll, nachvollziehbar (vgl. G1, S. 8, 249-259). Unterstützungsbedarf für die Bewältigung biographischer Inhalte wurde bei den TN erkenntlich, wenn sich deren Erzählungen zu bestimmten belastenden Inhalten wiederholten und der Adaptionsprozess offensichtlich noch nicht abgeschlossen war. Emotional belastende und unverarbeitete Erlebnisse aus der Biographie der TN wirken sich folglich auf die Befindlichkeit und psychische Stabilität der TN aus. Sie bewältigen diese belastenden Emotionen durch Aktualisierung, indem sich ihre Erzählungen um jene drehen und wiederholen. Eine unterstützte Rückschau und Reflexion hilft ihnen dabei (vgl. C1, S. 6 f., 197-200). Erfahren die TN in der Äußerung belastender biographischer Erzählungen von ihrer unmittelbaren sozialen Umgebung nicht das notwendige Verständnis (Überforderung, Unverständnis) und die passende Unterstützung (Realitätsorientierung), wirkt sich dies auf die Befindlichkeit (Depression, Aggression) und das Verhalten (Regression, Widerstand, Wahn) der Betroffenen aus, was wiederum systemische Auswirkungen (An-/Zugehörige) hat (vgl. Stuhlmann 2004).

Sie greifen auf Anekdoten und/oder Floskeln zurück, um durch die quasi eingespielten Erzählungen Sicherheit in Gesprächen zu erringen: *„Die Zeit vergeht. Der Zeiger rennt. Und wo er hinrennt, ist das End."* (W1, S. 1, 27).

10.5.3. Bezugspersonen

TN, die mit ihren Angehörigen (meist PartnerInnen) zusammenleben, setzen diese häufig als Ressource ein, um kognitive Beeinträchtigungen zu kompensieren und ein Gefühl der eigenen Sicherheit herzustellen. Herr E. verweist auf seine Gattin, um annehmbare Erklärungen für seine Leistungsschwächen vorbringen zu können. Durch die vielen Aktivitäten mit seiner Frau komme er zu nichts: *„Meine Frau braucht mich halt. In so einem Fall kann man halt einen so dicken Roman nicht schreiben."* (P1, S. 9, 283 f.). Frau W. wiederum führt beinahe ihre gesamten Probleme auf das aggressive Verhalten ihres Mannes zurück, was eine projektive Bewältigungsstrategie nahelegt (vgl. W1, S. 5, 148). Bis auf Frau G. fühlen sich die TN in der Anwesenheit ihrer primären Bezugspersonen sicherer. Dieses Bedürfnis nach Sicherheit äußert sich vor allem, wenn diese abwesend sind: Herr P., der sich im Tageszentrum unsicher fühlte, fragte dort ständig nach seiner Frau, bis er vorzeitig zu ihr nach Hause gebracht wurde. Auch während den Interviews ruft er nach seiner Frau, wenn er auf eine Frage keine Antwort weiß, oder sich unsicher fühlt (vgl. P1, S. 6, 172 ff.). Offensichtlich vermitteln die primären Bezugspersonen durch die jahrelange Bindung bei den TN Sicherheit und diese fühlen sich bei deren Abwesenheit unsicherer (vgl. Stuhlmann 2004). Die Bezugspersonen sind somit als eine Ressource für die TN in der Kompensation von Gedächtnisschwächen und in der Regulation von belastenden Emotionen anzusehen. Besonders für Tageszentren, wie der Fall von Herr P. zeigt, stellt sich die Frage, wie diese das Gefühl der Sicherheit in der Abwesenheit der primären Bezugspersonen gewährleisten können, um für die Betroffenen ein attraktives und bedarfsgerechtes Angebot darzustellen und gleichzeitig den Angehörigen/Zugehörigen Entlastung durch Auszeiten von der Betreuung zu ermöglichen.

10.5.4. Humor

Alle TN setzen Humor zur Bewältigung dementieller Beeinträchtigungen in sozialen Interaktionen ein. Herr P. ist trotz mittelschwerer Demenz in der Lage, durch Wortwitz, Mimik und Gestik zu kommunizieren und seine GesprächspartnerInnen zum Lachen zu bringen (vgl. P1, S. 1, 5). Auch Herr E. geht davon aus, dass sich die Demenz durch Humor besser bewältigen lässt. Er unterhält seine Zuhörerschaft durch lustige Anekdoten und gestaltet dadurch den Gesprächsverlauf (vgl. E2, S. 1, 8). Frau W. und Frau G. setzen Humor ein, um Gespräche über die Demenz aufzulockern. Z. B. antwortet Frau G. auf die Information, dass sie laut ihrer Diagnose eine atypische Alzheimererkrankung hat: *„Das ist typisch, dass ich atypisch bin."* (G2, S. 8, 233-239).

Resümierend lässt sich feststellen, dass die TN in sozialen Kontexten kognitive Beeinträchtigungen bewältigen, indem sie Defizitkonfrontationen vermeiden und abwenden. Sie setzen biographische Erzählungen für die Sicherheit in Gesprächen, Humor zur Bewältigung und Auflockerung interaktiver Situationen und Bezugspersonen als Ressource für ihre Selbstsicherheit ein.

10.6. Wünsche, Bedürfnisse und Erwartungen der TeilnehmerInnen

Die TN wurden im Rahmen der Interviews befragt, welche Wünsche und Bedürfnisse sie haben und was ihnen dabei helfen kann, die kognitiven Beeinträchtigungen optimaler zu bewältigen. Aus den daraus resultierenden Selbstäußerungen lassen sich Erkenntnisse für eine demenzsensible und bedarfsgerechte Unterstützung ableiten. Im Folgenden finden sich die daraus entwickelten Kategorien mit Beispielen aus den einzelnen Fällen zur Veranschaulichung der Bedürfnisse und Wünsche der Befragten.

10.6.1. Mündigkeit

Die TN wollen bei Entscheidungen, die sie betreffen, nicht übergangen, sondern mündig behandelt werden, indem man sie ausreichend vor Entscheidungen informiert, ihnen die Möglichkeit zur Mitbestimmung gibt und ihr Einverständnis einholt. In ihren Entscheidungen wollen sie respektiert und anerkannt werden (vgl. C5, S. 3, 37). Wenn man sich über ihre Person hinwegsetzt, fühlen sie sich übergangen und entmündigt (vgl. C5, S. 1, 3 ff.). Häufig werden den TN jedoch ihre Wahrnehmung und ihre Bewältigungs- und Handlungsstrategien aberkannt. Sie werden als realitätsorientierungsbedürftig (vgl. Romero 1997: 1221) deklariert, da sie in ihrem Verhalten nicht den Erwartungen der sozialen Umgebung entsprechen. Die Forderung, dass Betroffene mit ihrer eigenen Sicht auf die Welt Anerkennung und Respekt erfahren müssen, schlägt sich beispielsweise in der Äußerung von Frau C. nieder: *„Ich finde, ich habe auch ein Recht [...]die Dinge so zu sagen, wie ich sie sehe und nicht wie wer anderer [...] – solange ich das kann und ich will das sicher auch nach Möglichkeit."* (C3, S. 1-2, 24-28). Sie wollen nicht fremdbestimmt werden, auch nicht durch die Perspektive des medizinwissenschaftlichen Demenzmodells, sondern selbst bestimmen, wie sie sich definieren und ihren Zustand erfahren: *„Das Wort [Demenz] ist schrecklich."* (E6, S. 3, 96). *„Diese Wort Demenz. Mein Gottes Willen. Das ist ja Verlust des Verstandes. Geisteskrankheit."* (E1, S. 11, 345 f.). *„Das gehört geändert."* (E6, S. 4, 98).

Sie definieren die demenziellen Beeinträchtigungen (Kap. 10.2.3. *„Ich fühle mich gar nicht dement.*“) nicht als Erkrankung, sondern als Zustand oder Schwäche in Attribution zum normalen Alter. In ihrem Selbstverständnis handelt es sich um einen Alterungsprozess. So wie die körperliche Leistungsfähigkeit schwächer wird, lässt nach ihrer Ansicht auch die geistige Leistungsfähigkeit im Alter nach:

> *„Keine Schmerzen. Also, was soll ich da drüber grübeln und so weiter. [...] Es ist eine Schwächung, so wie die Kondition schwächer wird, werden halt gewisse andere Dinge auch etwas schwächer. Es ist nicht mehr so viel Kraft da, wie in jungen Jahren. Es ist im Grund genommen ein Alterungsprozess."* (G3, S. 2, 59-62).

In Kontinuität zu ihrem bisherigen Lebensstil definieren sie sich als ordnungsgemäß, gesunde und integre Mitglieder der Gesellschaft, die in der Lage sind, ihren Alltag selbst zu bewältigen und zu bestimmen (vgl. G3, S. 2, 37; E6, S. 6-7, 198 ff.).

Sie wollen keine Sonderbehandlung erfahren: *„Ich will nicht geschont werden. [...] Ich bin belastungsfähig."* (G1, S. 6, 192 ff.) Dementsprechend sind sie nicht damit einverstanden, wenn man übertrieben vorsichtig mit ihnen umgeht (vgl. C3, S. 6, 166 f.). Gegen stigmatisierende Positionierungen wehren sie sich, insbesondere dann, wenn sie so auf ihre Defizite reduziert werden und ihnen ein Objektstatus zugeschrieben wird. Sie wollen weiterhin als mündige Personen, die man für ihre Schwächen nicht bedauert, angesehen werden (vgl. E2, S. 2, 41f.; P3, S. 2, 40 f.; W2, S. 1, 22 f.). Eine Sonderbehandlung, die sie als andersartig kennzeichnet und ihnen eine gesonderte Aufmerksamkeit zukommen lässt, lehnen sie ab: *„Ich wünsche mir, dass ich mit normalen Dingen konfrontiert werde."* (C3, S. 5f., 163 f.). Hierfür lässt sich ein Beispiel aus der Betreuung von Frau G. anführen, welches mit ihrem Einverständnis aufgrund der Treffsicherheit und Originalität ihrer Aussage wiedergegeben wird. Auf das Betreuungsangebot, sie beim ersten geplanten Seniorenclubbesuch zu begleiten, entgegnet sie ablehnend, dass sie dies nicht brauche, da sie nicht wolle, dass man sie dort mit ihrem Blindenhund sehe. Hier wird ersichtlich, dass Betroffene nicht öffentlich als betreuungsbedürftig erkennbar werden wollen, um sich vor stigmatisierenden Zuschreibungen und Verhaltensweisen zu schützen. 10.6.2. Toleranz und Anerkennung

Anstelle eine Sonderbehandlung wünschen sich die TN stattdessen Toleranz von ihrem Umfeld, sodass man sie nicht dauernd auf etwas aufmerksam macht, das sie falsch gemacht haben. Sie wollen nicht ständig kritisiert werden, für etwas, dass sie nicht ändern und wofür sie nichts können (vgl. C3, S. 5, 151 f.). Mit ihren Schwächen wollen sie nicht permanent konfrontiert und nach diesen beurteilt werden. Ihren Problemen durch die demenziellen Beeinträchtigungen, wollen sie keine zu große Bedeutung beimessen, was ihnen dabei hilft emotionale Belastungen zu regulieren und zu reduzieren. Daher erwarten sie sich von ihrer sozialen Umgebung, dass diese ihre Schwächen nicht überbewerten, indem kleine Probleme nicht wie große behandelt werden (vgl. E4, S. 1, 18 ff.). Die TeilnehmerInnen haben somit das Bedürfnis nach Toleranz im Umgang mit ihren Schwächen und erwarten sich von ihrer sozialen Umgebung, dass sie nicht nach ihren Defiziten, sondern nach ihren Fähigkeiten und Leistungen beurteilt werden.

Die TN wollen ihre Autonomie und Unabhängigkeit bewahren und möchten sinnvollen Aufgaben in ihrem Alltag nachgehen. Anerkennung und Wertschätzung erwarten sie sich für ihre sozialen Rollen als PartnerInnen, Familienmitglied, FreundIn und ihren Beitrag für die Gemeinschaft. Sie wünschen sich weiterhin, ein vollwertiges Mitglied der Gesellschaft zu sein, das teilhaben kann und nicht ausgeschlossen wird (vgl. P3, S. 4, 115).

Die TN legen auf die Meinungen der sozialen Umgebung wert, wie es Herrn E. wichtig ist eine Einschätzung darüber zu erhalten, ob die von ihm produzierten Texte das Potenzial zur Veröffentlichung haben, damit er sich weiterhin als fähig und nützlich erfahren kann (vgl. E1, S. 8, 262).

Die TN haben den Wunsch und das Bedürfnis nach Mündigkeit, Autonomie und Selbstbestimmung. Sie erwarten sich, in ihrer Perspektive, ihrem Selbstverständnis und ihren Verhalten anerkannt zu werden. Hinsichtlich ihrer demenziellen Beeinträchtigungen wünschen sie sich, dass man ihnen mit Toleranz begegnet und sie nicht ständig auf ihre Schwächen reduziert werden.

10.7. Zusammenfassung

Als Fazit des Ergebnisteils kann grundsätzlich festgehalten werden, dass sich die ursächlichen Bedingungen der Demenz als biologischer Abbauprozess zwar nicht verändern lassen, ihre Folgen aber nicht nur bewältigt, sondern auch verändert werden können. Für das Ziel der vorliegenden Masterarbeit, die veränderbaren psychosozialen Bedingungen von MmD zum Gegenstand der Forschung zu machen, konnten aus der Perspektive der Betroffenen neue Erkenntnisse zur Verbesserung der veränderbaren psychosozialen Bedingungen für bedarfsgerechte und ressourcenorientierte Interventionen gewonnen werden. Dies wurde einerseits anhand ihrer subjektiven Wahrnehmung und Bewältigung der dementiellen Beeinträchtigungen und andererseits anhand ihrer Wünsche und Bedürfnisse für optimale Unterstützung herausgearbeitet.

Insgesamt konnte festgestellt werden, dass bei allen TN unabhängig von diagnositischen Kriterien (MMES) die Fähigkeit zur Selbstreflexion besteht und dass sie zur Exploration ihrer erlebten Beeinträchtigungen im Rahmen der Interviews fähig sind. Dabei ergab sich zunächst in Bezug auf die dementiellen Beeinträchtigungen, dass alle TN interpersonale, nach der qualitativen Funktion fluktuierende sowie quantitative Leistungseinbußen hinsichtlich Geschwindigkeit, Stabilität, Sensitivität oder Kapazität wahrnehmen, wobei Vergesslichkeit die häufigste erlebte, kognitive Beeinträchtigung darstellt. Intrapersonal werden von den TN gedankliche Blockaden, Wortfindungsschwierigkeiten und das Abreißen der Gedanken in Gesprächskontexten wahrgenommen. In sozialen Interaktionen erfahren sie Defizitkonfrontationen durch Abwertungen, Ausgrenzungen und Entmündigungen. Die wahrgenommenen, dementiellen Beeinträchtigungen der TN wirken sich auf deren emotionale Befindlichkeit wie Unsicherheit, Scham, Frustration und Bedrohung aus. Es konnte aber als ein Ergebnis herauskristallisiert werden, dass die TN sich trotz wahrgenommener Verluste und sozialer Benachteiligung als funktionsfähig erleben und die Auffassung vertreten, dass sie mit ihrer Lebenslage selbstständig zurechtkommen und zufrieden sind. Aus der Außenperspektive konnte eine Diskrepanz zwischen bestehenden kognitiven Beeinträchtigungen und den Selbsteinschätzungen der TN festgestellt werden. Inwieweit die Fehleinschätzung der TN auf neurogene bzw. psychogene Faktoren rückzuführen ist, lässt sich mit Sicherheit nicht aus den erhobenen Daten erheben.

Als wichtiger Befund wurde darüber hinaus erhoben, dass die TN ihren Zustand nicht als Krankheit definieren, da sie kein Krankheitsempfinden und de facto keine Krankheitseinsicht haben. In Attribution an das normale Altern und in Kontinuität zu sozialen Rollen werden die Verlusterlebnisse auf Alterserscheinungen, den allgemeinen Alterungsprozess und andere Abnützungserscheinungen zurückgeführt. Dabei ließ sich zeigen, dass die Behauptung des deterministisch-medizinwissenschaftlichen Demenzmodells, die Anosognosie bzw. das Ausbleiben einer Krankheitseinsicht sei bei bestehenden demenziellen Beeinträchtigungen ausschließlich auf neurogene Ursachen zurückzuführen, der Wirklichkeit der TeilnehmerInnen nicht gerecht wird. Anhand der Erkenntnisse der subjektiven Wahrnehmung der Betroffenen konnte vielmehr dargelegt werden, dass diese ihre Einbußen reflektieren und aktive Strategien (intra- und interpersonale Bewältigungsstrategien) zur Kompensation einsetzen. Für den Einfluss von psychogenen Faktoren spricht zudem, dass alle TN die Bereitschaft zur regelmäßigen Einnahme von Antidementiva aufweisen und sich dadurch eine Besserung des Krankheitsverlaufes bzw. Heilung erhoffen. Dafür spricht auch, dass sie in regelmäßigen Abständen Kontrolltermine wegen ihrer Demenz bei FachärztiInnen wahrnehmen. Ein zusätzlicher Beleg ist zudem die laufende Inanspruchnahme von psychosozialer Betreuung, die sie explizit darauf zurückführen, dass sie dadurch Unterstützung bei der Bewältigung ihrer Beeinträchtigungen erfahren. Als Fazit für die bestehende Anosognosie der TN hat sich herausgestellt, dass die Aufrechterhaltung eines positiven Selbstbildes und die Abwehr vor der Positionierung als Demenzpatient einen Selbstschutzmechanismus vor Defizitkonfrontationen und Stigmatisierung darstellen.

Ein weiteres Ergebnis war, dass sich in allen fünf Fällen der Betroffenen ein aktiver und kontinuierlicher Adaptionsprozess zur Kompensation und Integration der progressiv verlaufenden kognitiven Beeinträchtigungen in den persönlichen Lebensstil belegen lässt. Zwar konnte erhoben werden, dass die TN in der Retrospektive verschiede Phasen der Adaption durchgemacht haben, wobei sich die Phasen wiederholen können, doch ein modellhafter Anpassungsprozess lässt sich daraus nicht rekonstruieren. Die unterschiedlichen Merkmale im Adaptionsprozess der TN, die hervorstachen waren: Akzeptanz, Widerstand bzw. Kampf, das Hinnehmen-Müssen sowie das Löschen bzw. das Verdrängen von erlebten Defizitkonfrontationen. Dabei ergaben sich folgende, intervenierenden Bedingungen, die als relevante Faktoren für die unterschiedlichen Ausprägungen im Adaptionsprozess der einzelnen Fälle hervortraten: (1) biographische Bezüge der eingesetzten Bewältigungsstrategien, (2) individuelle Umweltverfügbarkeit von personellen und materiellen Ressourcen und (3) vorhandene kognitive Reserven. Es konnte gezeigt werden, dass die jeweils angewandten Strategien kontinuierlich an die inneren Bedürfnisse, die äußerlichen Anforderungen und vorhandenen Ressourcen prozessual angepasst werden.

In Hinsicht auf die Selbstorganisation konnte herausgefunden werden, dass die TN ihre Verlusterlebnisse durch Selektionsprozesse kompensieren, indem Defizitkonfrontationen vermieden und Fehlleistungen verdrängt werden. Auf diese Weise richten sie ihren Fokus auf die verbleibenden Fähigkeiten und vorhandenen Ressourcen. Dabei setzen sie Mittel, Handlungen und Strategien zur Optimierung vorhandener Ressourcen ein. Als wichtiges Ergebniss in diesem Kontext wurde herausgearbeitet, dass die TN gezielte Intensionen verfolgen, um z. B. durch selbstinitiierte und professionell angeleitete Aktivitäten ihre geistigen Fähigkeiten zu erhalten. Sie vermeiden Aktivitäten unter Druck oder bewahren aktiv die Selbstkontrolle über die eigenen Schwächen.

Weiterhin konnte eruiert werden, dass die TN Stereotype über Demenzkranke internalisiert haben, die überwiegend das fortgeschrittene Stadium der Demenz repräsentieren. Die Positionierung als Demenzkranke lehnen die TN ab, indem sie ein positives Selbstbild aufrechterhalten und sich vor den assoziierten, negativen Eigenschaften und Verhaltensweisen der Zuschreibung demenzkrank schützen wollen.

Was die kognitiven Beeinträchtigungen betrifft, so konnte herausgearbeitet werden, dass auch hier die TN Bewältigungsstrategien entwickelt haben, um in sozialen Kontexten bestehen zu können. Gezeigt wurde, dass diese darin liegen, Defizitkonfrontationen zu vermeiden und abzuwenden, indem biographische Erzählungen, Humor und die Berufung auf Bezugspersonen als Ressource gezielt eingesetzt werden.

Bei der Frage nach den Wünschen und Bedürfnissen der TN ergab sich ihr Bestreben nach Mündigkeit, Autonomie und Selbstbestimmung. Sie erwarten sich, aus ihrer eigenen Perspektive, in Bezug auf ihr Selbstverständnis und ihr Verhalten anerkannt zu werden. Hinsichtlich ihrer dementiellen Beeinträchtigungen wünschen sie sich, dass man ihnen mit Toleranz begegnet und dass sie nicht ständig auf ihre Schwächen aufmerksam gemacht und reduziert werden. Sie bemühen sich, den erlebten Beeinträchtigungen keine zu große Bedeutung beizumessen und wünschen, dass diese von der sozialen Umgebung nicht überbewertet und problematisiert werden.

Als Fazit für die psychosoziale Intervention hat sich die Subjektorientierung als wesentlich für bedarfsgerechte und demenzsensible Unterstützung herausgestellt. Die jeweiligen von den TN eingesetzten Bewältigungsstrategien können dadurch als zielgerichtete Ressourcen zur Selbsterhaltung erkannt werden, wodurch sich eine passgenaue Unterstützung der individuellen Adaptionsprozesse entwickeln lässt. Für diesen Zweck hat sich die psychosoziale Intervention an der subjektiven Demenzwahrnehmung und -bewältigung und den Bedürfnissen und Kontextbedingungen der MmD zu orientieren. Zwar kann anhand der Ergebnisse darauf geschlossen werden, dass Betroffene grundsätzlich Defizitkonfrontationen vermeiden, jedoch hat sich herausgestellt, dass die Reflexion mit den Betroffenen über die subjektive Demenzwahrnehmung und -bewältigung unter Berücksichtigung der jeweiligen Belastungsgrenzen und Bewältigungsstrategien eine konstruktive, psychosoziale Intervention zur

Unterstützung der individuellen Adaptionsprozesse bereitstellen kann. Die allgemeine Einschätzung, der nach es grundsätzlich nicht möglich sei, mit MmD über ihre kognitiven Beeinträchtigungen zu sprechen, lässt sich durch die Ergebnisse widerlegen. Dabei ergab sich,
dass die Betroffenen das Bedürfnis haben, sich über die empfundenen Belastungen und erlebten Beeinträchtigungen auszutauschen, wofür sich das bestehende Vertrauensverhältnis
aus den aufrechten Betreuungsverhältnissen als für die Vermittlung von Sicherheit und
Angstabbau zuträglich erwiesen hat.

Zusammenfassend kann festgehalten werden, dass sich folgende Interventionen als förderlich und stabilisierend für die Befindlichkeit und den Selbstwert der Betroffenen herausgestellt haben: die Reflexion über die subjektive Demenzwahrnehmung unter Berücksichtigung der jeweiligen Bewältigungsstrategien und Belastungsgrenzen, Wertschätzung für
soziale Rollen und positive Selbstdarstellungen, Anerkennung und Bestätigung von Auto-
nomie- und Selbstbestimmungsbestrebungen, Förderung der Selbstständigkeit und Entscheidungsfreiheit als auch die Förderung biographischer Erzählungen zur Identitätserhal-
tung und Unterstützung bei der Selbstorganisation von Aktivitäten zur Kompensation von
Beeinträchtigungen.

Den Kern, der in dieser Masterarbeit entwickelten Theorie, stellt die Fähigkeit zur Selbsterhaltung dar. Es konnte gezeigt werden, wie der Erhalt eines positiven Selbstbildes, der
Kontinuität im Lebensstil und, darüber hinaus, wie die Abwendung von Defizitkonfrontationen und Stigmatisierung von den TN angestrebt wird. Hier wurden weitergehend die Verbindungen zu den beschriebenen Bewältigungs- und Handlungsstrategien und der subjektiven und selektiven Wahrnehmung dementieller Beeinträchtigungen durch die TN
herausgearbeitet. Hervorgehoben werden konnte die ausgeprägte Abhängigkeit der Fähigkeit zur Selbsterhaltung von den Einflüssen der sozialen Umwelt, die sowohl als Ressource
als auch als Barriere bzw. Bedrohung von den Betroffenen erfahren werden kann. Der Ansatz und die Orientierung an der Fähigkeit zur Selbsterhaltung durch die Berücksichtigung
der subjektiven Demenzwahrnehmung und -bewältigung und der individuellen Bedürfnisse
und Kontextbedingungen kann somit abschließend als die zentrale und verdichtete Erkenntnis auf die bedarfsgerechte und demenzsensible psychosoziale Intervention transferiert werden.

11. Interpretation und Diskussion

Abschließend sollen nun die Ergebnisse hinsichtlich ihrer Gültigkeit, Plausibilität und Bedeutsamkeit interpretiert und diskutiert werden. Die Validität der Daten im Rahmen der qualitativen Sozialforschung der Grounded-Theory-Methodologie wurde durch die intersubjektive Nachvollziehbarkeit des Forschungszuganges und des Forschungsprozesses gewährleistet, wofür das Vorwissen, die ursprünglichen Hypothesen, das Erkenntnisinteresse, die Forschungsfragen, die ethischen Grundsätze, die partizipative Forschungsstrategie und die Textbelege aus den Transkripten dokumentiert wurden. Des Weiteren wurde die Datenvalidität sowohl durch die Indikation der Samplingstrategien, Einzelentscheidungen im Gesamtkontext, Anwendung kodifizierter Verfahren, Bewertungsstrategien, Transkriptionsregeln als auch der Kriterien für die theoretische Sättigung angezeigt. Die Schwächen, die in der intersubjektiven Nachvollziehbarkeit des Forschungsprozesses liegen, lassen sich auf die fehlende Interpretation der Daten in einer Forschungsgruppe zurückführen (vgl. Breuer 2010: 109 f.).

Die Gewährleistung der Intersubjektivität ergab sich jedoch durch die partizipative Forschungsstrategie. Indem Samplingstrategien und Bewertungskriterien für das kodifizierende Verfahren und das paradigmatische Modell mit den einzelnen StudienteilnehmerInnen im Rahmen des Forschungsprozesses laufend besprochen wurden, konnten Rückmeldungen und Einschätzungen für die theoretische Sensibilisierung und die theoretische Sättigung nutzbringend verwertet werden (vgl. Bergold 2010: 333). Durch die Partizipation konnten somit die Innenwelten der Betroffenen mit ihren subjektiven Demenzwahrnehmungen und -bewältigungen, ihren Adaptionsprozessen, Wünschen und Bedürfnissen rekonstruiert werden. Zusammenfassend ist die Partizipation im Forschungsprozess von MmD ist ausfolgenden Gründen von theoretischer und praktischer Relevanz:

1.) MmD sind nicht länger passive Forschungsobjekte, sondern wertvolle und nützliche AkteurInnen (vgl. Tanner 2012), die am wissenschaftlichen und öffentlichen Diskursfeld Demenz durch Selbstdefinition mitbestimmen und die Kontexte, in denen sie leben, aktiv verändern, gestalten und positiv konstruieren können (vgl. Winter 2010).

2.) Problemlösende Erkenntnisse können durch die innere Beteiligung der problemlösenden Subjekte gewonnen werden (vgl. Strübing 2004: 16), die zu einer konzeptionellen Repräsentativität beitragen, auf deren Basis sich Implikationen für Forschung und Praxis ableiten lassen, was eine wichtige Voraussetzung für die Entwicklung von effektiven, bedarfsgerechten psychosozialen Interventionsformen darstellt (vgl. Wist, Stechl 2008).

3.) Partizipative subjektorientierte Demenzforschung offenbart, wie MmD Barrieren in unserer Gesellschaft erleben und welche Maßnahmen für mehr Solidarität und Inklusion sowie für eine demenzfreundliche

Gesellschaft (dementia-friendly-communities) sich daraus ableiten lassen (vgl. McGettrick, Williamson 2015).

4.) Die Österreichische Demenzstrategie proklamiert in ihren Wirkungszielen und Handlungsempfehlungen, dass MmD mit der Artikulation ihrer Wünsche und Bedürfnisse sichtbar zu machen sind und sich dies in einer partizipativen Forschungspraxis niederschlagen soll, um gesellschaftliche Problemlagen zu bewältigen. Dafür sollen spezielle Richtlinien für forschungsethische Praktiken und eine demenzsensible Forschungskultur geschaffen werden (vgl. Juraszovich et al. 2015).

Durch den Forschungsprozess konnte nachgewiesen werden, dass MmD mit den Erfahrungen aus ihrer Lebenswelt, ihrer Perspektive und ihren Bedürfnissen einbezogen und für die qualitative Sozialforschung gewonnen werden können. MmD sollten jedoch frühzeitig in den Forschungsprozess eingebunden sein, was bei der Studie nicht der Fall war, da diese erst nach der Konzipierung des Forschungsdesigns partizipieren konnten.

Für zukünftige partizipative Forschungsmaßnahmen lässt sich aus den Erkenntnissen des Forschungsprozesses mit MmD deswegen empfehlen, diese bereits ab der Konzipierung des Forschungsdesigns während des gesamten Forschungsprozesses als Co-Forschende mitwirken zu lassen. Dafür sollten ausreichend personelle und zeitliche Ressourcen für Begleitung, Information und assistierende Entscheidungen geplant und bereitgestellt werden. Für die Auswahl der Zielgruppe von potenziell co-forschenden MmD gilt es, die jeweiligen Belastungsgrenzen und Bewältigungsstrategien im Adaptionsprozess zu berücksichtigen. Dabei stellte sich heraus, dass Personen, bei denen das Merkmal der Akzeptanz der Demenz im Anpassungsprozess hervorstach, besonders geeignet waren, da subjektive partizipative Demenzforschung zwangsläufig mit einer Defizitkonfrontation einhergeht. Die frühe Einbindung von MmD sollte insbesondere für die Entwicklung der in der Demenzstrategie in Aussicht gestellten, speziellen Richtlinien für forschungsethische Praktiken und eine demenzsensible Forschungskultur umgesetzt werden (vgl. Juraszovich et al. 2015).

Bislang ist die subjektorientierte partizipative Demenzforschung in Österreich jedoch noch nicht angekommen und auch im deutschsprachigen Raum noch kaum vertreten, weshalb von einer demenzsensiblen Forschungskultur angesichts der hegemonialen, defektzentrierten und deterministischen medizinwissenschaftlichen Demenzforschung kaum die Rede sein kann.

Für die intersubjektive Nachvollziehbarkeit wurden die erhobenen Daten in einer Rückbindung zu den ausgehenden Forschungsfragen im Forschungsprozess hinsichtlich ihrer Plausibilität bewertet und im Vergleich zu bestehenden theoretischen Erkenntnissen interpretiert und deren Relevanz für den praktischen Verwertungszusammenhang erschlossen (vgl. Breuer 2010; Trimmel 2008). Die erste Forschungsfrage lautete: *Wie erleben und bewerten*

Betroffene dementielle Beeinträchtigungen? Im Ergebnisteil konnten die Subjektive Wahrnehmung (Kap. 10.2.), die Befindlichkeit (10.3.) und die Bewertungsmechanismen von MmD auf intrapersonaler und interpersonaler Ebene ausführlich dargestellt werden, wobei sich der erhobene Befund weitestgehend mit dem aktuellen Stand zur subjektorientierten Demenzforschung (Kap. 7.) deckt und weitere Belege für psychogene Faktoren der Anosognosie (Kap. 10.2.3 „Ich fühle mich gar nicht dement.") ausgemacht werden konnten.

Bezüglich der zweiten Forschungsfrage *Wie werden dementielle Beeinträchtigungen von den Betroffenen bewältigt und wie wollen sie dabei unterstützt werden?* hat sich herausgestellt, dass ein modellhafter Adaptionsprozess (Kap. 10.4.1.) mit einer klaren Zuordnung von Phasen und Kriterien, nicht ausgemacht werden konnte, was auf den kurzen Untersuchungszeitraum (3 Monate) und die Multidirektionalität und -dimensionalität der Entwicklung zurückzuführen ist. Des Weiteren konnte erfasst werden, dass die TN Intensionen zur Optimierung ihrer geistigen Leistungsfähigkeit durch Selbstorganisation und Selbstdefinition anwenden und durch Selektionsprozesse Defizitkonfrontationen kompensieren. Die Ergebnisse von Tanner (2012), Stechl (2006) und Phinney (1998) zur Kompensation erlebter Beeinträchtigungen konnten in den Ausführungen über intra- und interpersonale Bewältigungsstrategien (Kap. 10.4., Kap. 10.5.) bestätigt bzw. ergänzt werden. Erfasst werden konnte im Zuge der Erhebung der Adaptions- und Bewältigungsprozess einer alleinstehenden, im häuslichen Kontext selbstständig lebenden Betroffenen (Kap. 10.4.1.), was hervorzuheben ist, da vergleichbare Fälle in der Theorie bislang nicht recherchierbar beschrieben wurden.

Auf die Frage nach den Wünschen und Bedürfnissen der TN bezüglich Unterstützung konnte deren Autonomie-, Mündigkeits- und Selbstbestimmungsbestreben erfasst werden (Kap. 10.6.), wobei diese ein Recht auf Selbstdefinition, basierend auf ihrem Selbstverständnis ihrer Beeinträchtigungen als Zustand und Schwäche in Attribution zum normalen Altern formulieren, wie bereits in den Untersuchungen von Stechl (2006) und Sabat (2001) erhoben wurde.

Als Fazit für die dritte Forschungsfrage *Welche Erkenntnisse lassen sich aus der Demenzwahrnehmung und -bewältigung der Betroffenen für bedarfsgerechte, psychosoziale Unterstützung ableiten?* konnte Folgendes erhoben werden: Durch die Subjektorientierung treten die jeweiligen Adaptionsprozesse der TN als ziel- und zweckgerichtete Fähigkeit zur Selbsterhaltung und als Ansatz für ressourcenorientierte und bedarfsgerechte psychosoziale Intervention hervor. Dies wurde im paradigmatischen Modell (Kap. 10.) als Kern der Theorie dargestellt. Die Fähigkeit zur Selbsterhaltung bzw. die Priorität der Identitätsstabilisierung durch psychosoziale Intervention bei MmD zu unterstützen, findet sich unter anderem auch bei Romero (2014), Tanner (2012) und Stuhlmann (2004). Gezeigt werden konnte, dass alle TN das Bedürfnis haben, über die empfundenen Belastungen und die erlebten Beeinträchtigungen zu reflektieren. Im Gegenteil zu Wiest und Stechl (2008) und Stechl (2006) konnte auch über das bestehende Betreuungssetting zu den TN belegt werden, dass sich diese auf demenz-reflektierende Gesprächsangebote einlassen können, wenn dafür das Vertrauensverhältnis passend besteht und die Befürchtung der Defizitkonfrontation durch das Gegenüber nicht überwiegt. Als Umweltanforderung (Kap. 10.6.) ergab sich aus den formulierten Wünschen und Bedürfnissen der TN hinsichtlich der kompensierten Beeinträchtigungen und dem Autonomiebestreben, dass Überkompensation im Sinne des Dependence-Support and Independence-Ignore Script (Kap. 6.4.) und Defizitkonfrontationen in Interaktionen als Barrieren erlebt werden. Deshalb sind diese so weit als möglich zu unterlassen und durch mehr Toleranz und Solidarität in der Begegnung zu ersetzen. Deutlich hat sich daraus die Bedeutung des Passungsverhältnisses von Person-Umwelt-Interaktionen herausgestellt. Misslungene Interaktionen und Probleme in Betreuungskontexten gänzlich auf das Verhalten und die psychische Begleitsymptomatik der Betroffenen rückzuführen hat sich als fälschlich, wie bei Stechl (2006) und Sabat (2001) beschrieben, bestätigt. Als praktische Erkenntnis für die Anforderung an die Umwelt von MmD lässt sich daraus ein demenzsensibler, psychischer Unterstützungsbedarf ableiten, wofür die Betreuungsqualität durch Qualifizierungsmaßnahmen nachziehen muss, indem die Erkenntnisse der subjektorientierten Demenzforschung in die berufliche/professionelle Aus- und Weiterbildung transferiert und aufgenommen werden. Für demenzsensible psychosoziale Interventionen können anhand der Ergebnisse folgende Empfehlungen hervorgehoben werden:

- Ressourcenorientierung an der Fähigkeit zur Selbsterhaltung der Betroffenen, indem die individuelle Demenzwahrnehmung und -bewältigung als zweckgerichtet erfasst und unterstützt wird.
- Vermittlung von Wertschätzung, Anerkennung und Interesse für (prämorbide) soziale Rollen und positive Selbstdarstellungen der MmD,
- Ermöglichung bzw. Ermächtigung (Empowerment) von Autonomie- und Selbstbestimmungsbestrebungen – Vermeidung von Defizitkonfrontationen und Überkompensation,
- Förderung der Teilhabe, Selbstständigkeit und Entscheidungsfreiheit,
- Förderung von biographischen Erzählungen und Biographiearbeit (z. B. SET Romero 2014) zur Selbsterhaltung,
- Förderung und Unterstützung bei der Selbstorganisation von Aktivitäten zur Kompensation und Optimierung von Beeinträchtigungen (Kalender, Erinnerungshilfen, Gedächtnistraining, technische Hilfsmittel etc.)
- Anerkennung und Berücksichtigung des Selbstverständnisses und der Eigendefinition der subjektiven Theorien zur Demenz, z. B. als Abnützungserscheinung.

Als praktisch relevant haben sich die Ergebnisse zudem erwiesen, indem die TN in ihrem Selbstverständnis und ihrer Selbstdefinition hinsichtlich ihrer kognitiven Beeinträchtigungen, erfasst werden konnten. Dabei ergab sich, dass diese das Wort Demenz und dessen Konnotation ablehnen: *„Dieses Wort Demenz. Mein Gottes Willen. Das ist ja Verlust des*

Verstandes. Geisteskrankheit." „*Das gehört geändert.*" (Kap. 10.6.). Deswegen ist der verwendeten Sprache für die Beschreibung von dementiellen Beeinträchtigungen zukünftig in Aufklärungsgesprächen, Informationsbroschüren, Medienberichten und wissenschaftlichen Publikationen hinsichtlich eines entstigmatisierenden, öffentlichen und wissenschaftlichen Diskurses mehr Beachtung beizumessen und ein Code of Good Pratice in Beteiligung von MmD zu entwickeln (vgl. Juraszovich et al. 2015). Ein differenzierteres Verständnis im öffentlichen Bewusstsein, in welchem die soziale Repräsentation der Demenz sich nicht auf das letzte Stadium beschränkt, kann durch den Wissenstransfer von Erkenntnissen aus der subjektorientierten partizipativen Demenzforschung im frühen Verlauf für die mediale Darstellung generiert werden und würde die gesundheitspolitische Agenda zur Förderung von präventiven Maßnahmen und Früherkennung befördern (Kap. 4.2.). Ein sozial(-rechtliches) Demenzmodell (Kap. 5.2.) gilt es, aus dem rekonstruierten Selbstverständnis der TN umzusetzen, wofür in Österreich bereits durch die RMB-Ü (Kap. 3.3.2.) die rechtliche Basis seit 2008 besteht. Die Demenzstrategie (Kap. 3.5.) stellt einen weiteren Anlauf da, die Rechte von MmD v. a. durch die Förderung der Selbstvertretung und -organisation umzusetzen. Dringender Handlungsbedarf über den Abbau von Barrieren ist hinsichtlich des Ausmaßes der stigmatisierenden Fremdbestimmung (Kap. 5.1.), des vorherrschenden Trends zu segregativen Betreuungsansätzen und der Institutionalisierungstendenz in Österreich geboten. Vorausschauend auf die prognostizierte starke Zunahme von Betroffenen mit kognitiven Leistungseinbußen bis 2050 (Kap. 3.1.), sollte das nachhaltige Ziel in einer demenzfreundlichen Gemeinschaft liegen, die sich durch Toleranz und Solidarität auszeichnet.

Literaturverzeichnis

Alzheimer Austria (2016): Unterstützte Selbsthilfegruppe. Wien. http://www.alzheimer-selbsthilfe.at/angebote/unterstutzte-selbsthilfegruppe/ [23.11.2017].

Alzheimer's Disease International, World Health Organization (2012): Dementia: A Public Health Priority: World Health Organization. http://apps.who.int/iris/bitstream/10665/75263/1/9789241564458_eng.pdf?ua=1 [23.11.2017].

Amon Karoline (2015): Wege ins Ungewisse. In: GEOkompakt. 9/2015. 108–125.

Aner Kirsten, Karl Ute (Hg.) (2010): Handbuch soziale Arbeit und Alter. Wiesbaden: VS Verlag.

Apel Karl-Otto (1973): Transformation der Philosophie. Frankfurt am Main: Suhrkamp.

Atchley Robert C. (1999): Continuity and adaptation in aging. Creating positive experiences. Baltimore: Johns Hopkins University.

Au Cornelia (2008): Die Diagnoseaufklärung bei Demenz. In: Deutsches Zentrum für Altersfragen (Hg.): Informationsdienst Altersfragen. 06/2008. Berlin: Deutsches Zentrum für Altersfragen. 12–15.

Baltes Paul. B., Baltes Margret M. (1990): Psychological perspectives on successful aging: The model of selective optimization with compensation. In: Baltes Paul B., Baltes Margret M. (Hg.): Successful aging: Perspectives from the behavioural sciences. New York: Cambridge University Press. 1–34.

Baron Stefanie, Werheid Katja (2011): KORDIAL. Kognitiv-verhaltenstherapeutische ressourcenorientierte Therapie früher Demenzen im Alltag. Humboldt-Universität zu Berlin. https://www.psychologie.hu-berlin.de/de/prof/ger/forschung/kordial [23.11.2017].

Bergold Jarg, Thomas Stefan (2010): Partizipative Forschung. In: Mey Günter, Mruck Katja (Hg.): Handbuch Qualitative Forschung in der Psychologie. Wiesbaden: VS Verlag. 333–344.

Bleuler Manfred (1987): Praktische Psychiatrie. Ein Lehrbuch für psychiatrisches Pflegepersonal. Zürich, Bern: Huber.

Bödecker Florian (2015): Wie forschen mit Menschen mit Demenz? Probleme, Lösungen und offene Fragen. In: Schneider Armin, Molnar Daniela, Link Sabine, Köttig Michaela (Hg.): Forschung in der Sozialen Arbeit. Grundlagen - Konzepte - Perspektiven. Leverkusen: Budrich, Barbara. 151–164. http://www.nar.uni-heidelberg.de/md/nar/medien/pdfs/bodecker_2015_-_wie_forschen_mit_menschen.pdf [23.11.2017].

Böhm Andreas (2004): Theoretisches Codieren. Textanalyse in der Grounded Theory. In: Flick Uwe, von Kardorff Ernst, Steinke Ines (Hg.): Qualitative Forschung. Eine Einführung. Reinbek bei Hamburg: Rowohlt. 475–484.

Bohnsack Ralf, Marotzki Winfried, Meuser Michael (Hg.) (2003): Hauptbegriffe qualitative Sozialforschung. Ein Wörterbuch. Opladen: Leske + Budrich.

Bortz Döring (Hg.) (2006): Forschungsmethoden und Evaluation für Human- und Sozialwissenschaftler. Heidelberg: Springer.

Boschert Sigrid, Schönborn Raphael (2015): „Meine Frau hat Demenz!" Ein Gesprächskreis für Männer. Projektabschlussbericht und Evaluierung. Wien: Caritas der Erzdiözese Wien: unveröffentlichtes Manuskript.

Breuer Franz (2010): Reflexive Grounded Theory. Eine Einführung für die Forschungspraxis. Wiesbaden: VS Verlag.

Bundesministerium für Arbeit, Soziales und Konsumentenschutz (2012): Nationaler Aktionsplan Behinderung 2012-2020. Strategie der Österreichischen Bundesregierung zur Umsetzung der UN-Behindertenrechtskonvention. http://www.entwicklung.at/uploads/media/NAP_Behinderung_2012-2020_01.pdf [23.11.2017].

Bundesministerium für Bildung und Frauen (2014): Medienbegleitheft zur DVD 14099. So weit ich kann. https://www.ig-pflege.at/downloads/veranstaltungen/Begleitheft-zum-Film.pdf?m=1393935043 [23.11.2017].

Corbin Juliet (2003): Grounded Theory. In: Bohnsack Ralf, Marotzki Winfried, Michael Meuser (Hg.): Hauptbegriffe qualitative Sozialforschung. Ein Wörterbuch. Opladen: Leske + Budrich. 70–75.

Corbin Juliet M., Strauss Anselm L. (2010): Weiterleben lernen. Verlauf und Bewältigung chronischer Krankheit. Bern: Huber.

Croy Antonia, Monika Natlacen (2015): Betroffenenperspektive. In: Höfler Sabine, Bengough Theresa, Winkler Petra, Griebler Robert (Hg.): Österreichischer Demenzbericht 2014. Wien: Bundesministerium für Gesundheit und Sozialministerium. 128-132.

Dal-Bianco Peter, Schmidt Reinhold (Hg.) (2008): Memories. Leben mit Alzheimer. Wien: Verl.-Haus der Ärzte.

Deutsche Alzheimer Gesellschaft (2014): „Was kann ich tun?" – Ratgeber für Menschen mit beginnender Demenz. https://www.deutsche-alzheimer.de/uploads/media/PM_11182014_Was_kann_ich_tun.pdf [23.11.2017].

Deutsche Gesellschaft für Psychiatrie und Psychotherapie, Psychosomatik und Nervenheilkunde, Deutsche Gesellschaft für Neurologie (2016): S3-Leitlinie „Demenzen". Köln, Bonn. http://www.dgn.org/images/red_leitlinien/LL_2015/PDFs_Download/038013_S3-LL-Demenzen-240116.pdf [23.11.2017].

Deutsches Zentrum für Altersfragen (2014): Informationsdienst Altersfragen 06/2014. Assistierte Entscheidungen bei Demenz und eingeschränkter Einwilligungsfähigkeit. Berlin: Deutsches Zentrum für Altersfragen. http://www.dza.de/fileadmin/dza/pdf/Heft_04_2014_Juli_August_2014_gesamt_PW.pdf [23.11.2017].

Deutsches Zentrum für Altersfragen (2008): Informationsdienst Altersfragen 06/2008. Demenz. Berlin: Deutsches Zentrum für Altersfragen. http://www.dza.de/fileadmin/dza/pdf/Heft_06_2008_November_Dezember_2008_gesamt.pdf [23.11.2017].

Dresing Thorsten, Pehl Thorsten (2010): Transkription. In: Mey Günter, Mruck Katja (Hg.): Handbuch Qualitative Forschung in der Psychologie. Wiesbaden: VS Verlag. 723–733.

Fend Helmut (1991): Identitätsentwicklung in der Adoleszenz. Lebensentwürfe, Selbstfindung und Weltaneignung in beruflichen, familiären und politisch-weltanschaulichen Bereichen. Bern: Huber.

Flick Uwe, von Kardorff Ernst, Steinke Ines (Hg.) (2004): Qualitative Forschung. Eine Einführung. Reinbek bei Hamburg: Rowohlt.

Flick Uwe, von Kardorff Ernst, Steinke Ines (2004): Was ist qualitative Forschung? Einleitung und Überblick. In: Flick Uwe, von Kardorff Ernst, Steinke Ines (Hg.): Qualitative Forschung. Eine Einführung. Reinbek bei Hamburg: Rowohlt. 13–29.

Fonagy Peter, Target Mary (2007): Psychoanalyse und die Psychopathologie der Entwicklung. Stuttgart: Klett-Cotta.

Foucault Michel (1991): Die Ordnung des Diskurses. München: Hanser.

Fröschl Barbara, Antony Katharina, Pertl Daniela, Schneider Peter (Hg.) (2015): Nicht-medikamentöse Prävention und Therapie bei leichter und mittelschwerer Alzheimer-Demenz und gemischter Demenz. Wien: Gesundheit Österreich GmbH. http://www.bmg.gv.at/cms/home/attach-ments/8/7/6/CH1513/CMS1436866495083/evidenzbericht_demenz_-_nicht-medika-mentoese_praevention_und_therapie.pdf [23.11.2017].

Frühwald Thomas, Scholta Margit, Weissenberger-Leduc Monique (2012): Gewalt erkennen. Ältere Menschen in Institutionen. Wien: Bundesministerium für Arbeit Soziales und Konsumentenschutz. http://bmsk2.cms.apa.at/cms/site2/attach-ments/4/8/7/CH3434/CMS1451985958885/pflege-und-betreuung_gewaltpraeven-tion_gewalt-erkennen_aeltere-menschen-in-institutionen.pdf [23.11.2017].

George Daniel, Whitehouse Peter J. (2014): Alzheimer: Wo steht die Forschung? In: Dr. med. Mabuse. 39(209). 26–29.

Gergen Kenneth J. (2002): Konstruierte Wirklichkeiten. Eine Hinführung zum sozialen Konstruktionismus. Stuttgart: Kohlhammer.

Geser Willi (2001): Angewandte Sozialpsychologie. In: Keupp Heiner, Weber Klaus (Hg.): Psychologie. Ein Grundkurs. Reinbek bei Hamburg: Rowohlt. 147-157.

Glaser Barney G., Strauss Anselm L. (1967): The discovery of grounded theory. Strategies for qualitative research. New York: Aldine de Gruyter.

Goffman Erving (1963): Stigma. Notes on the Management of Spoiled Identity. New York: Simon & Schuster Inc.

Gronemeyer Reimer (2013): Das 4. Lebensalter. Demenz ist keine Krankheit. München: Pattloch.

Gutzmann Hans (2008): Neues in der Demenztherapie? In: Deutsches Zentrum für Altersfragen. 06/2008. 16-19.

Habermas Jürgen (1974): Erkenntnis und Interesse. Frankfurt am Main: Suhrkamp.

Haberstroh Julia, Oswald Frank (2014): Unterstützung von Autonomie bei medizinischen Entscheidungen von Menschen mit Demenz durch bessere Person-Umwelt-Passung? In: Deutsches Zentrum für Altersfragen. 07/2014. 16–24.

Henckmann Antje (2001): Alter. In: Keupp Heiner, Weber Klaus (Hg.): Psychologie. Ein Grundkurs. Reinbek bei Hamburg: Rowohlt. 626–637.

Hirschauer Stefan (2003): Konstruktivismus. In: Bohnsack Ralf, Marotzki Winfried, Meuser Michael (Hg.): Hauptbegriffe qualitative Sozialforschung. Ein Wörterbuch. Opladen: Leske + Budrich. 102-104.

Höfler Sabine, Bengough Theresa, Winkler Petra, Griebler Robert (Hg.) (2015): Österreichischer Demenzbericht 2014. Wien: Bundesministerium für Gesundheit und Sozialmi-

nisterium.   http://www.pflegedaheim.at/cms/pflege/attach-
ments/7/8/3/CH1690/CMS1308577521270/bericht_demenz2_2_2015_final.pdf
[23.11.2017].

Hundstorfer Rudolf (2015): Vorwort Sozialminister. In: Höfler Sabine, Bengough Theresa,
Winkler Petra, Griebler Robert (Hg.): Österreichischer Demenzbericht 2014. Wien:
Bundesministerium für Gesundheit und Sozialministerium. IX.

Juraszovich Brigitte, Sax Gabriele, Rappold Elisabeth, Pfabigan Doris, Stewig Frederike
(Hg.) (2015): Demenzstrategie Gut Leben mit Demenz. Abschlussbericht - Ergebnisse
der Arbeitsgruppen. Wien: Bundesministerium für Gesundheit und Sozialministerium.
http://www.bmg.gv.at/cms/home/attach-
ments/5/7/0/CH1513/CMS1450082944440/demenzstrategie_abschlussbericht.pdf
[23.11.2017].

Kaplaneck Michaela (2012): Unterstützte Selbsthilfegruppen von Menschen mit Demenz. An-
regungen für die Praxis. Frankfurt am Main: Mabuse.

Kessler H., Supprian T. (2003): Zum Problem der Krankheitseinsicht bei Patienten mit Demenz vom Alzheimer-Typ. In: Fortschr Neurol Psychiat (71). 541-548. http://sci-
dok.sulb.uni-saarland.de/volltexte/2003/123/pdf/InsightDATFortschritte.pdf
[23.11.2017].

Keupp Heiner (2001): Das Subjekt als Konstrukteur seiner selbst und seiner Welt. In: Keupp
Heiner, Weber Klaus (Hg.): Psychologie. Ein Grundkurs. Reinbek bei Hamburg: Rowohlt. 35–54.

Keupp Heiner, Weber Klaus (Hg.) (2001): Psychologie. Ein Grundkurs. Reinbek bei Hamburg: Rowohlt.

Kitwood Tom M., Müller-Hergl Christian (2008): Demenz. Der person-zentrierte Ansatz im
Umgang mit verwirrten Menschen. Bern: Huber.

Klaes Lothar, Schüler Gerhard (2004): Altenhilfestrukturen der Zukunft. Abschlussbericht der
wissenschaftlichen Begleitforschung zum Bundesmodellprogramm. Bonn: Deutsches
Bundesministerium für Familie, Senioren, Frauen und Jugend. bmfsfj.de/Redakti-
onBMFSFJ/Abteilung3/Pdf-Anlagen/abschlussbericht-altenhilfestrukturen-der-zu-
kunft,property=pdf,bereich=,rwb=true.pdf [23.11.2017].

Klie Thomas, Vollmann Jochen, Pantel Johannes (2014): Autonomie und Einwilligungsfähigkeit bei Demenz als interdisziplinäre Herausforderung für Forschung, Politik und klinische Praxis. In: Deutsches Zentrum für Altersfragen. 07/2014. 5–15.

Kolland Franz, Hörl Josef (2015): Soziale Aspekte der Demenz. In: Höfler Sabine, Bengough
Theresa, Winkler Petra, Griebler Robert (Hg.): Österreichischer Demenzbericht 2014.
Wien: Bundesministerium für Gesundheit und Sozialministerium. 137–142.

Koller Hans-Christoph (2006): Grundbegriffe, Theorien und Methoden der Erziehungswis-
senschaft. Eine Einführung. 2. Aufl. Stuttgart: Kohlhammer.

Konfetti im Kopf (2015). Demenz berührt mit vielen Gesichtern. http://www.konfetti-im-
kopf.de/konfetti-im-kopf/Aktivierungskampagne.html [23.11.2017].

Kuhn Thomas S. (1976): Die Struktur wissenschaftlicher Revolutionen. Frankfurt am Main:
Suhrkamp.

Lamplmayr Alexander, Nachtschatt Eva (2015): Rechtliche Vertretung für Menschen mit Demenz. In: Höfler Sabine, Bengough Theresa, Winkler Petra, Griebler Robert (Hg.): Österreichischer Demenzbericht 2014. Wien: Bundesministerium für Gesundheit und Sozialministerium. 164-177.

Lange Reingard (2015): Vernetzung als Ressource für Menschen mit beginnender Demenz und ihre Angehörigen. Gruppeninterviews mit der dokumentarischen Methode zur Unterstützung des „Netzwerks demenzfreundlicher dritter Bezirk" in Wien. Akademie für Weiterbildung der FH OÖ und der Akademie für Sozialmanagement Wien: Masterarbeit.

Leicht Hanna (2011): Fehlende Krankheitseinsicht bei Alzheimer-Demenz und methodische Aspekte ihrer Erfassung. Universität Leipzig: Dissertation.

Lindenberger Ullman, Staudinger Ursula (2001): Lifespan Theories of Cognitive Development. In: Smelser Neil J. (Hg.): International encyclopedia of the social & behavioural sciences. Amsterdam: Elsevier, Pergamon. 8848-8854.

Lyotard Jean-François (2015): Das postmoderne Wissen. Ein Bericht. Wien: Passagen.

Maier W., Barniko U. B. (2014): Neurokognitive Störung im DSM-5. Durchgreifende Änderungen in der Demenzdiagnostik. Berlin: Springer-Verlag.

Mannheim Karl (1929): Ideologie und Utopie. Bonn: Cohen.

Martin Mike, Kliegel Matthias (2010): Psychologische Grundlagen der Gerontologie. Stuttgart: Kohlhammer.

McGettrick Gráinne, Williamson Toby (2015): Dementia, rights, and the social model of disability. A new direction for policy and practice? London: Mental Health Foundation. http://socialwelfare.bl.uk/subject-areas/services-client-groups/older-adults/mentalhealthfoundation/176189dementia-rights-policy-discussion.pdf [23.11.2017].

Mey Günter, Mruck Katja (2010): Grounded-Theory-Methodologie. In: Mey Günter, Mruck Katja (Hg.): Handbuch Qualitative Forschung in der Psychologie. Wiesbaden: VS Verlag.

Mey Günter, Mruck Katja (Hg.) (2010): Handbuch Qualitative Forschung in der Psychologie. Wiesbaden: VS Verlag.

Moniz-Cook Esme, Manthorpe Jill (2010): Einführung. Individuelle Konzeption von psychosozialen Interventionen nach Bedarf und Kontext. In: Moniz-Cook Esme, Manthorpe Jill (Hg.): Frühe Diagnose Demenz. Rechtzeitige evidenzbasierte psychosoziale Intervention bei Menschen mit Demenz. Bern: Huber 13-41.

Moniz-Cook Esme, Manthorpe Jill (Hg.) (2010): Frühe Diagnose Demenz. Rechtzeitige evidenzbasierte psychosoziale Intervention bei Menschen mit Demenz. Bern: Huber.

Müller Andreas Thomas, Walter Matthias (2013): Die vergessene Dimension in der stationären Altenhilfe. Implikationen des Übereinkommens über die Rechte von Menschen mit Behinderung für demenzerkrankte Personen in Alten- und Pflegeheimen. In: Recht der Medizin (03). 84–92.

Müller-Thomsen Thomas (2014): Was ist Demenz? Basiswissen für die Praxis. In: Bausteine.demenz. (21). 1-16.

Naue Ursula (2012): Leben mit Demenz. Fragen des Selbst und das Konzept persönlicher Verantwortung für die eigene Gesundheit. Wels.

Oberhauser Sabine (2015): Vorwort Bundesministerin für Gesundheit. In: Höfler Sabine, Bengough Theresa, Winkler Petra, Griebler Robert (Hg.): Österreichischer Demenzbericht 2014. Wien: Bundesministerium für Gesundheit und Sozialministerium. VIII.

Österreichische Plattform für Interdisziplinäre Alternsfragen (Hg.) (2015): Österreichische Interdisziplinäre Hochaltrigenstudie. Zusammenwirken von Gesundheit, Lebensgestaltung und Betreuung. Wien: Bundesministerium für Gesundheit und Sozialministerium. https://www.sozialministerium.at/cms/site/attachments/4/4/8/CH2122/CMS1430827206840/oeihs_endbericht_endfassung_05052015.pdf [23.11.2017].

Panke-Kochinke Birgit (2013): Eine Analyse der individuellen Wahrnehmungs- und Bewältigungsstrategien von Menschen mit Demenz im Frühstadium ihrer Erkrankung unter Beachtung der Funktion und Wirksamkeit von Selbsthilfegruppen auf der Grundlage von Selbstäußerungen. In: Pflege 26(6). Bern: Hans Huber, Hogrefe AG. 387-400. http://econtent.hogrefe.com/doi/pdf/10.1024/1012-5302/a000327 [23.11.2017].

Pertl Daniela (2015): Nicht-medikamentöse Therapie von Alzheimer-Demenz - Ergebnisse einer systematischen Übersichtsarbeit. In: Höfler Sabine, Bengough Theresa, Winkler Petra, Griebler Robert (Hg.): Österreichischer Demenzbericht 2014. Wien: Bundesministerium für Gesundheit und Sozialministerium. 53–55.

Petzold Hilarion (Hg.) (1984): Wege zum Menschen. Methoden und Persönlichkeiten moderner Psychotherapie: Ein Handbuch. Paderborn: Junfermann.

Phinney Alison (1998): LIVING WITH DEMENTIA. From the Patient's Perspective. In: J. Gerontol Nurs 24(6). 8–15.

Pochobradsky Elisabeth, Bergmann Franz, Nemeth Claudia, Preninger Barbara (2008): DEMENZHANDBUCH. Betreuungsangebote für demenziell erkrankte Menschen. Wien: Bundesministerium für Soziales und Konsumentenschutz.

Pschyrembel Online (2016): Klinisches Wörterbuch. Berlin: Walter de Gruyter. https://www.pschyrembel.de [23.11.2017].

Reisberg Barry, Franssen Emile H, Souren Liduïn EM, Auer Stefanie R, Akram Imran, Kenowsky Sunnie (2002): Evidence and mechanisms of retrogenesis in Alzheimer's and other dementias: management and treatment import. In: American journal of Alzheimer's disease and other dementias 17(4). 202-212.

Robausch Martin, Grün Sabrina (2015): Verbreitung von Demenz auf Basis von Routinedaten. In: Höfler Sabine, Bengough Theresa, Winkler Petra, Griebler Robert (Hg.): Österreichischer Demenzbericht 2014. Wien: Bundesministerium für Gesundheit und Sozialministerium. 21–27.

Romero Barbara (1997): Betreuungsprinzipien, psychotherapeutische Interventionen und Bewahren des Selbstwissens bei Alzheimer Kranken. In: Weis Serge, Weber Germain (Hg.): Handbuch Morbus Alzheimer. Neurobiologie, Diagnose, Therapie. Weinheim: Beltz. 1209–1252.

Romero Barbara (2004): Selbsterhaltungstherapie. Konzept, klinische Praxis und bisherige Ergebnisse. In: Zeitschrift für Gerontopsychologie & -psychiatrie 17(4). 119–134.

Romero Barbara (2012): Konzept der Selbsterhaltungstherapie. Ressourcenorientierte statt defizitorientierte Behandlung bei Demenz. In: Gesellschaftspolitische Kommentare (8). 1–3.

Romero Barbara (2014): Psychosoziale Interventionen bei Demenz. In: neuroreha 06(04). 175–180.

Sabat Steven R. (2001): The experience of Alzheimer's disease. Life through a tangled veil. Oxford: Blackwell.

Salzburger Landeskliniken (2016): Übergangspflege: Selbständigkeit erhalten und fördern. Salzburg. http://www.salk.at/7631.html [23.11.2017].

Schneider Armin, Molnar Daniela, Link Sabine, Köttig Michaela (Hg.) (2015): Forschung in der Sozialen Arbeit. Grundlagen – Konzepte – Perspektiven. Leverkusen: Budrich.

Schneider Cornelia, Bengough Theresa (2015): Einleitung. In: Höfler Sabine, Bengough Theresa, Winkler Petra, Griebler Robert (Hg.): Österreichischer Demenzbericht 2014. Wien: Bundesministerium für Gesundheit und Sozialministerium. 1–3.

Schneider Cornelia, Deufert Daniela (2015): Professionelle Pflege und Betreuung. In: Höfler Sabine, Bengough Theresa, Winkler Petra, Griebler Robert (Hg.): Österreichischer Demenzbericht 2014. Wien: Bundesministerium für Gesundheit und Sozialministerium. 70–76.

Schönborn Raphael (2012): Mensch(-licher) mit Demenz. Gegen die Biologisierung des Sozialen. Leopold-Franzens-Universität Innsbruck: Bachelorarbeit. http://www.raphael-schoenborn.at/downloads/mensch_-licher_mitdemenz.pdf [23.11.2017].

Schönborn Raphael (2016): Pflege Betreuung Beratung. Wien. http://www.raphael-schoenborn.at [23.11.2017].

Schütze Jochen Kornelius, Engelmann Peter (2014): Verlorene Sprache. Über Alzheimer. Wien: Passagen.

Schwab-Trapp Michael (2003): Diskursanalyse. In: Bohnsack Ralf, Marotzki Winfried, Meuser Michael (Hg.): Hauptbegriffe qualitative Sozialforschung. Ein Wörterbuch. Opladen: Leske + Budrich. 35-39.

Scottish Dementia Working Group (2016): Run by People with Dementia. Glasgow. http://www.sdwg.org.uk/ [23.11.2017].

Sepandj Asita (2015): Krankheitsbild Demenz. In: Höfler Sabine, Bengough Theresa, Winkler Petra, Griebler Robert (Hg.): Österreichischer Demenzbericht 2014. Wien: Bundesministerium für Gesundheit und Sozialministerium. 4–8.

Sepandj Asita (2015): Versorgung von Menschen mit Demenz. In: Höfler Sabine, Bengough Theresa, Winkler Petra, Griebler Robert (Hg.): Österreichischer Demenzbericht 2014. Wien: Bundesministerium für Gesundheit und Sozialministerium. 32–39.

Sowarka Doris (2008): Demenz im Frühstadium. Forschung zur Betroffenenperspektive und Implikationen für Behandlung und Begleitung. In: Deutsches Zentrum für Altersfragen. 06/2008. 2–7.

Stechl Elisabeth (2006): Subjektive Wahrnehmung und Bewältigung der Demenz im Frühstadium. Eine qualitative Interviewstudie mit Betroffenen und ihren Angehörigen. Berlin: Köster.

Strauss Anselm L., Corbin Juliet M. (1990): Basics of qualitative research. Grounded theory procedures and techniques. Newbury Park, Calif.: Sage Publications.

Strübing Jörg (2014): Grounded Theory. Zur sozialtheoretischen und epistemologischen Fundierung des Verfahrens der empirisch begründeten Theoriebildung. Wiesbaden: Springer VS.

Stuhlmann Wilhelm (2004): Demenz – wie man Bindung und Biographie einsetzt. München, Basel: Reinhardt.

Tanner Denise (2012): Co-research with older people with dementia: Experience and reflections. In: Journal of Mental Health (21). 296–306. http://www.tandfonline.com/doi/abs/10.3109/09638237.2011.651658 http://www.un.org/disabilities/convention/conventionfull.shtml [23.11.2017].

Tatzer Verena (2015): Zugang zu nicht-medikamentösen Interventionen. In: Höfler Sabine, Bengough Theresa, Winkler Petra, Griebler Robert (Hg.): Österreichischer Demenzbericht 2014. Wien: Bundesministerium für Gesundheit und Sozialministerium. 46.

Trimmel Michael (2008): Wissenschaftliches Arbeiten in Psychologie und Medizin. Wien: Facultas Universitätsverlag.

Trotzdemenz (2015): Was wir wollen. Herborn. http://www.trotzdemenz.de/index.html [23.11.2017].

Tschuggnall Karoline (2004): Sprachspiele des Erinnerns. Lebensgeschichte, Gedächtnis und Kultur. Giessen: Psychosozial-Verlag.

Turkeschitz Birgit, Schneider Ulrike (2015): Ökonomische Folgen von Demenz. In: Höfler Sabine, Bengough Theresa, Winkler Petra, Griebler Robert (Hg.): Österreichischer Demenzbericht 2014. Wien: Bundesministerium für Gesundheit und Sozialministerium. 142–145.

United Nations (2016): Convention on the Rights of Persons with Disabilities. New York. http://www.un.org/disabilities/convention/conventionfull.shtml [23.11.2017].

Verein VAGET (2015): Verbund außerstationärer gerontopsychiatrischer Einrichtungen Tirols. Hall in Tirol. http://www.vaget.at/index.php [23.11.2017].

Viciano Astrid (2013): „Demenz ist die Pest des 21. Jahrhunderts". In: Der Spiegel. 11.12.2013. http://www.spiegel.de/gesundheit/diagnose/g-8-gipfel-zu-demenz-politiker-diskutieren-ueber-alzheimer-und-co-a-938505.html [23.11.2017].

Wancata Johannes (2015): Verbreitung von Demenz. In: Höfler Sabine, Bengough Theresa, Winkler Petra, Griebler Robert (Hg.): Österreichischer Demenzbericht 2014. Wien: Bundesministerium für Gesundheit und Sozialministerium. 15–21.

Wancata Johannes (2015): Eine integrierende Betrachtung. In: Höfler Sabine, Bengough Theresa, Winkler Petra, Griebler Robert (Hg.): Österreichischer Demenzbericht 2014. Wien. 79–81.

Wiener Gebietskrankenkasse (2012): Integrierte Versorgung Demenz. http://www.wgkk.at/portal27/wgkkversportal/content/content-Window?viewmode=content&contentid=10007.724389 [23.11.2017].

Wiest Maja, Stechl Elisabeth (2008): Subjektive Bewältigungsstrategien im Frühstadium von Demenz. In: Deutsches Zentrum für Altersfragen 6/2008. 8–11.

Wilz Gabriele, Adler Corinne, Gunzelmann, Thomas (2001): Gruppenarbeit mit Angehörigen von Demenzkranken. Ein therapeutischer Leitfaden. Göttingen: Hogrefe.

Wimo Anders, Winblad Bengt, Jönsson Linus (2010): The worldwide societal costs of dementia: Estimates for 2009. In: Alzheimer's & Dementia 6/2. 98-103.

Winter Rainer (2010): Sozialer Konstruktionismus. In: Mey Günter, Mruck Katja (Hg.): Handbuch Qualitative Forschung in der Psychologie. Wiesbaden: VS Verlag. 123–135.

Wißmann Peter (2010): Demenz - ein soziales und zivilgesellschaftliches Phänomen. In: Aner Kirsten und Karl Ute (Hg.): Handbuch soziale Arbeit und Alter. Wiesbaden: VS Verlag. 339–346.

Wißmann Peter, Gronemeyer Reimer, Klie Thomas (2008): Demenz und Zivilgesellschaft - eine Streitschrift. Frankfurt, M.: Mabuse.

World Health Organisation (1994): Die Alzheimer-Krankheit. Wien: Meduni. http://www.meduniwien.ac.at/Neurologie/gedamb/alzh/ [23.11.2017].

Zima Peter V. (2010): Theorie des Subjekts. Subjektivität und Identität zwischen Moderne und Postmoderne. Tübingen: UTB.

Anhang

I. Transkriptionsregeln

Die folgenden Transkriptionsregeln wurden für die Transkription der Interviews benützt (vgl. Tschuggnall 2004: 156).

.　　　Intonation zeigt Satzende an;

,　　　Intonation zeigt Ende eines Satzabschnittes an;

?　　　Intonation zeigt Frage an;

..　　　kurze Sprechpause;

...　　　etwas längere Sprechpause;

abc　　unterstrichene Worte wurden betont;

:　　　Silbe wurde verlängert;

>...<　zeigt an, dass die Rede einer anderen Person wiedergegeben wird;

=　　　zeigt Beginn von Überlappungen an;

/　　　zeigt Selbstunterbrechung an;

(...)　zeigt Auslassungen im Transkript an;

[unv.]　zeigt erläuternde Informationen an, wie etwa, dass ein Wort oder Satzteil unverständlich ist.

II. Einverständniserklärung

Einverständniserklärung zur Mitwirkung an der Studie „**Demenzsensibel. Demenzwahr-nehmung und -bewältigung aus der Perspektive der Betroffenen**" im Rahmen des Masterstudiums Sozialwirtschaft und Soziale Arbeit an der FH Campus Wien.

Raphael Schönborn hat mich vollständig über Wesen, Bedeutung und Tragweite der oben genannten Studie aufgeklärt. Ich habe das Informationsschreiben gelesen und verstanden. Ich hatte die Möglichkeit, Fragen zu stellen und habe gegebene Antworten verstanden und akzeptiere diese. Ich bin über die mit der Teilnahme an der Studie verbundenen Risiken und auch über den möglichen Nutzen informiert. Ich hatte ausreichend Zeit, mich zur Teilnahme an der Studie zu entscheiden und weiß, dass die Teilnahme freiwillig ist. Ich wurde darüber informiert, dass ich jederzeit und ohne Angabe von Gründen diese Zustimmung widerrufen kann, ohne dass dadurch Nachteile für mich entstehen. Mir ist bekannt, dass meine Daten anonym behandelt und ausschließlich für wissenschaftliche Zwecke verwendet werden. Ich habe eine Kopie des Informationsschreibens und dieser Einverständniserklärung erhalten. Ich erkläre hiermit meine freiwillige Teilnahme an dieser Studie.

_____   _____

Ort, Datum   Unterschrift der/des Mitwirkenden

_____   _____

Ort, Datum   Unterschrift der/des An-/ Zugehörigen

III. Informationsblatt für Mitwirkende der Studie

Informationsblatt für Mitwirkende der Studie: „Demenzsensibel. Demenzwahrnehmung und -bewältigung aus der Perspektive der Betroffenen."

Sehr geehrte Damen und Herren!

Ich bitte Sie um Ihre Mithilfe an der oben genannten Studie im Rahmen meiner Masterarbeit an der FH Campus Wien. Im Folgenden informiere ich Sie über Inhalt und Zweck der Studie.

Im Mittelpunkt steht die Perspektive von Menschen mit dementiellen Beeinträchtigungen. Dabei sollen Menschen, die von einer dementiellen Beeinträchtigung betroffen sind, mit ihrer Sicht auf die Demenz zu Wort kommen und zur Forschung beitragen.

Bislang wurde die Sicht der Menschen mit dementiellen Beeinträchtigungen in der Forschung kaum berücksichtigt. Aussagen und Meinungen über den Zustand „Demenz" stammen aus der „Außenperspektive", d. h. aus der Sicht der Anderen. Sie spiegeln nicht die Sicht der Betroffenen wieder und stoßen vielfach bei ihnen auf Ablehnung. Die Forschung mit Betroffenen soll deswegen Auskunft über die Bedürfnisse und Wünsche von Menschen mit Demenz geben und einen Beitrag für einen „demenzsensiblen" Umgang mit der Thematik leisten.

Ich bitte Sie um Ihr Einverständnis zur Teilnahme an den Interviews und um Ihre Erlaubnis, die Betreuungsdokumentation ihres Falles für die Studie auswerten zu dürfen. Ihre Daten werden anonym behandelt und ausschließlich für wissenschaftliche Zwecke verwendet. Durch Ihre Beteiligung helfen Sie mir bei meiner Masterarbeit und leisten einen wertvollen Beitrag zur Forschung.

Weitere Fragen beantworte ich Ihnen gerne.

IV. Einzelfalldarstellung

Frau C.

Frau C. ist 69 Jahre alt, verheiratet und hat drei erwachsene Kinder, die mit ihr im gemeinsamen Haushalt wohnen. Ihr Ehemann ist beruflich seit zwei Jahren im Ausland und kommt
jedes Jahr für ein paar Wochen nachhause. Vor ihrer Pension war sie im Sozialbereich tätig.
Zwei Mal pro Woche besucht Frau C. ein Tageszentrum und nimmt professionelles Gedächtnistraining in Ansprung. Ich betreue die Familie von Frau C. seit ca. zwei Jahren und führe
mit Frau C. regelmäßig in zweiwöchentlichen Intervallen Gespräche zur Alltags- und De-
menzbewältigung, wobei die Biographiearbeit einen hohen Stellenwert einnimmt. Bei ihr
wurde eine Demenz vom Alzheimertypus diagnostiziert und bei der letzten Erhebung der
MMSE kam sie auf 20 Punkte.

Herr E.

Herr E. ist 70 Jahre alt und wohnt mit seiner Frau im gemeinsamen Haushalt. Seine Eltern
flüchteten, als er noch ein Baby war nach Österreich. Vor seiner Pension verdiente er sich
als politischer Berater, Kulturmanager, Autor und promovierter Rechtswissenschaftler. Er
wurde zahlreich für seine Verdienste im In- und Ausland ausgezeichnet. Er spricht mehrere
Sprachen.

Zweimal die Woche besucht er ein Tageszentrum. Ein- bis zweimal die Woche besuche ich
ihn seit mehr als einem Jahr zur Unterstützung bei der psychischen Kompensation seiner
kognitiven Leistungseinbußen und berate und begleite seine Gattin. Er ist von einer Alzheimerdemenz betroffen und wurde zuletzt auf einen MMS von 26 Punkten getestet.

Frau G.

Frau G. ist 77 Jahre alt, geschieden und lebt alleine. Alleine zu Leben und sich selbst zu
organisieren, ist sie ihr Leben lang gewohnt. Vor ihrer Pension hat sie als Verkäuferin und
Bürofachkraft gearbeitet. Sie ist kulturinteressiert und ist viel gereist.

Es gibt keine An- und Zugehörigen, die sich um Fr. G. kümmern. Ich begleite sie seit zweieinhalb Jahren, indem ich sie alle zwei Wochen einmal besuche und ihr bei der Bewältigung
der Demenz und ihres Alltages unterstütze. Zusätzlich wird sie von einer Ergotherapeutin
unterstützt, mit der sie regelmäßig Gedächtnistraining absolviert. Beim letzten MMS kam
Fr. G. auf 25 Punkte.

Herr P.

Herr P. verstarb Anfang dieses Jahres im Alter von 77. Er hatte zwei erwachsene Kinder und lebte mit seiner Ehefrau und einem Hund im gemeinsamen Haushalt. Er sagte von sich selbst, dass er ein „Kriegskind" war und wuchs in ärmsten Verhältnissen ohne Vater auf. Im Leben hat er es beruflich bis zur Regionalleitung eines Versicherungskonzerns gebracht.

Eine Betreuung durch ein Tageszentrum wurde mehrmals probiert, jedoch fühlte sich Herr P. dort niemals richtig wohl, weshalb die Hauptlast der Betreuung bei seiner Frau lag, die hohen psychischen Belastungen ausgesetzt war. Er ging regelmäßig in eine Selbsthilfegruppe für Menschen mit dementiellen Beeinträchtigungen. Die Familie P. durfte ich zweieinhalb Jahre begleiten, wobei ich mit Herrn P. wöchentliche Sitzungen abhielt. Zum Zeitpunkt der Betreuungsübernahme war Herr P. noch in der Lage, verständlich zu kommunizieren. Diese Qualität büßte er zunehmend ein, weshalb zum Zeitpunkt der Interviews, die Fähigkeit zur verbalen Verständigung eingeschränkt war. Sein Bewusstsein blieb bis zuletzt klar. Über das erarbeitete Wissen seiner Biographie, war in den geführten Sitzungen bis zuletzt eine Verständigung möglich. Herr P. war von einer Alzheimerdemenz betroffen und erreichte bei der letzten MMS-Erhebung 15 Punkte.

Frau W.

Frau W. ist 61 Jahre alt, hat zwei erwachsene Kinder und wohnt mit ihrem Mann im gemeinsamen Haushalt. Vor der Pensionierung betrieb sie mit ihrem Mann ein Geschäft. Der Mann von Frau W. leidet unter einer schweren Krebserkrankung, wodurch er körperlich und psychisch stark belastet ist und die dementielle Beeinträchtigung von Frau W. eine zusätzliche Belastung für ihn darstellt.

Im gemeinsamen Haushalt wohnt auch permanent eine 24h-Betreuerinnen, die die Familie im Haushalt und durch persönliche Begleitung unterstützt. Ich begleite die Familie seit einem Jahr, wobei ich in zweiwöchentlichen Intervallen Gespräche mit allen Beteiligten, getrennt voneinander führe, um ihnen bei der Bewältigung der dementiellen Beeinträchtigungen beizustehen. Bei Frau W. wurde eine Alzheimerdemenz diagnostiziert, wobei sie beim letzten MMS 20 Punkte erreicht hat.

V. Interviewübersicht

Name	Fr. G.	Fr. C.	Hr. E.	Hr. P.	Fr. W.
Datum/ **Dauer**	19.11.15 55 min	19.11.15 72 min	11.11.15 40 min	23.11.15 27 min	18.11.15 44 min
Datum/ **Dauer**	07.01.16 44 min	04.12.15 18 min	17.11.15 20 min	07.12.15 11 min	01.12.15 24 min
Datum/ **Dauer**	11.02.16 22 min	07.01.16 41 min	24.11.15 20 min	04.01.16 32 min	31.12.15 41 min
Datum/ **Dauer**		28.01.16 24 min	01.12.15 07 min		10.02.16 27 min
Datum/ **Dauer**		11.02.16 30 min	05.12.15 26 min		
Datum/ **Dauer**			10.02.16 34 min		

Printed in the United States

By Bookmasters

Printed in the United States
By Bookmasters